Neu im Klinikalltag – wie junge Mediziner den Einstieg besser meistern

Hubertus K. Kursawe
Herbert Guggenberger

Neu im Klinikalltag – wie junge Mediziner den Einstieg besser meistern

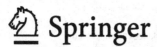 Springer

Prof. Dr. Hubertus K. Kursawe
Berlin, Deutschland

Dr. Herbert Guggenberger
Berlin, Deutschland

ISBN 978-3-642-44983-3   ISBN 978-3-642-44984-0 (eBook)
DOI 10.1007/978-3-642-44984-0

Die Deutsche Nationalbibliothek verzeichnet diese Publikation in der Deutschen
Nationalbibliografie; detaillierte bibliografische Daten sind im Internet über
http://dnb.d-nb.de abrufbar.

Springer Medizin
© Springer-Verlag Berlin Heidelberg 2013

Planung: Renate Scheddin, Heidelberg
Projektmanagement: Renate Schulz, Heidelberg
Lektorat: Dr. Katharina Ruppert, Münster
Projektkoordination: Heidemarie Wolter, Heidelberg
Umschlaggestaltung: © deblik Berlin
Fotonachweis Umschlag: © T. Elm
Fotogestaltung: Anna-Maria Kursawe, „Transitraum II", 2012, Raumansicht aus der Ausstellung
(Detail)
Herstellung: le-tex publishing services GmbH, Leipzig

Gedruckt auf säurefreiem und chlorfrei gebleichtem Papier.

Springer Medizin ist Teil der Fachverlagsgruppe Springer Science+Business Media
www.springer.com

Für Malika und Elisabeth

Wenn es um die Seele geht,
gibt es weniges, was wir in der Hand haben.

Pascal Mercier, Nachtzug nach Lissabon

Geleitwort

Die erfolgreichste Aus- und Weiterbildung zum Arzt ist eine möglichst praxisnahe. Dies hat sich in vielen Komplexvorlesungen und interaktiven Seminaren erwiesen und führte auch zu fakultativen Veranstaltungen, in denen angehende Pfleger und Ärzte das gemeinsame Vorgehen an einem simulierten Patienten üben. Diese Methodik findet allerdings ihre Grenzen, wenn die Zusammenarbeit verschiedener Berufsgruppen und ihre Interaktionen in medizinisch entscheidenden Situationen geübt werden sollen.

Die Autoren beschreiben mit großer Sensibilität die Situation des jungen Stationsarztes am Anfang seiner medizinischen Karriere. Gestützt auf eigenen Erfahrungen werden anhand praktischer Beispiele alltägliche Dilemmata und Konflikte des jungen Stationsarztes dargestellt. Die Autoren verwenden einen persönlichen, einfühlsamen und authentischen Stil, der den Leser festhält und die sehr empfindliche Natur der Arzt-Patienten-Beziehung anschaulich macht. Diese bildet die Grundlage der patientenorientierten Behandlung und Pflege.

Karl M. Einhäupl
Vorstandsvorsitzender der Charité – Universitätsmedizin Berlin
Berlin, im Herbst 2013

Vorwort

Das im Corpus Hippocraticum festgehaltene Prinzip des „Primum nihil nocere"
wird in der bekannten Eidesformel eindrücklich unterstrichen und ist bis heute
gültig:

» Ärztliche Verordnungen werde ich treffen zum Nutzen der Kranken nach meiner
Fähigkeit und meinem Urteil, hüten aber werde ich mich davor, sie zum Schaden
und in unrechter Weise anzuwenden.[1]

Dieses Urteil zu schärfen, ist Ziel jeder medizinischen Aus- und Weiterbildung. Dem
steht das „autistisch-undisziplinierte Denken in der Medizin" entgegen, wie es der
Psychiater Eugen Bleuler in seiner gleichnamigen Schrift 1919 beschrieben und kri-
tisiert hat.[2] Mit „autistisch" meint er ein Denken, das keine Rücksicht nimmt auf Erfahrung, auf die Kontrolle der Resultate an der Wirklichkeit und die logische Kritik.

Diese beiden Grundgedanken aufgreifend, wendet sich dieses Buch in erster Linie an
Berufsanfänger in der Medizin, vor allem an Ärzte, aber auch an Krankenschwestern
und -pfleger, Therapeuten oder medizinisch-technische Assistenten. Es ist vorrangig
aus der Sicht eines Arztes geschrieben, jedoch sollten die Interpretationen weit über
den ärztlichen Blickwinkel hinausgehen und eine andere, umfassendere Perspektive
auf den praktischen Alltag im Gesundheitswesen vermitteln. Dieser Blick soll weder
eine Kritik systemimmanenter Strukturprobleme beinhalten, noch eine politische
Dimension hervorheben, sondern er soll vielmehr helfen, das Zusammenarbeiten
verschiedener Berufsgruppen und Charaktere vorwiegend im Krankenhaus zu reflektieren. Diesbezüglich kann das Buch auch für den an Problemen in der Medizin
interessierten Laien von Bedeutung sein. Insofern versteht sich diese Sammlung von
Fallbeschreibungen, die teilweise einen anekdotischen Charakter haben, mit ihren
Analysen als ein Ratgeber in Angelegenheiten der zwischenmenschlichen Kommunikation und könnte als Grundlage für Kommunikationsseminare fungieren.
Die dabei verwendeten und in ähnlicher Weise erlebten Situationen werden hier in
modifizierter Weise exemplarisch wiedergegeben. Namen, Orte und Konstellationen
wurden verändert. Viele Beispiele stammen zwar aus der Neurologie, sie sollten aber
auch als Paradigmen für andere Fachgebiete gesehen werden. Durch seine Fallbeschreibungen kann das Buch dazu beitragen, dass junge Mediziner auf unerwartete
und schwierige berufliche Situationen besser vorbereitet sind.

Wir danken neben allen Freunden und Kollegen besonders Frau Renate Scheddin
und Frau Renate Schulz vom Springer-Verlag sowie unserer Lektorin, Frau Dr. Katharina Ruppert, die uns bei der Endfassung dieses Buches mit kritisch-konstrukti-
ven Bemerkungen zur Seite standen.

---

1   Kapferer R (1943) Hippokrates-Fibel. Auszüge aus der Schriftensammlung. Die Werke des
    Hippokrates. Hippokrates Marquardt, Stuttgart.
2   Bleuler E (1985) Das automatisch-undisziplinierte Denken in der Medizin und seine Überwindung
    (1919). Springer, Berlin.

Hinweis

Vor allem aus Gründen der besseren Lesbarkeit verwenden wir in diesem Buch überwiegend das generische Maskulinum. Dieses impliziert natürlich immer auch die weibliche Form. Teilweise verfahren wir genau umgekehrt, indem wir das generische Femininum verwenden, das auch die männliche Form impliziert (z. B. schließt die Verwendung des Begriffs Krankenschwester immer auch den Krankenpfleger mit ein). Sofern die Geschlechtszugehörigkeit von Bedeutung ist, wird selbstverständlich sprachlich differenziert.

Hubertus K. Kursawe, Herbert Guggenberger
Berlin, im Herbst 2013

Inhaltsverzeichnis

Autorenverzeichnis

Herbert Guggenberger, Dr. phil.
Jänickestr. 101
14167 Berlin
herbert.guggenberger@web.de

Hubertus K. Kursawe, Prof. Dr. med.
Salzburger Str. 8
10825 Berlin
hk.kursawe@web.de
Homepage: www.hubertus-kursawe.de

Einleitung

Hubertus K. Kursawe, Herbert Guggenberger

H. K. Kursawe, H. Guggenberger,
Neu im Klinikalltag – wie junge Mediziner den Einstieg besser meistern,
DOI 10.1007/978-3-642-44984-0_1, © Springer-Verlag Berlin Heidelberg 2013

Junge Mediziner stehen im Krankenhausbetrieb in kommunikativen und systemischen Kontexten, in denen auf unterschiedlichen Ebenen eine umfassende Kompetenz erwartet wird. Das fachspezifische Wissen bildet zwar die Grundlage der Handlungen und Handlungsoptionen, doch besteht zugleich die Herausforderung, soziale Kompetenzen und Führungsqualitäten zu beweisen, kommunikative Fähigkeiten zu zeigen und nicht zuletzt eine hohe psychische Stabilität zu erreichen. Im Studium der Medizin werden viele dieser für die erfolgreiche Ausübung des Arztberufs wichtigen Kenntnisse und Fähigkeiten allenfalls beiläufig thematisiert bzw. nicht systematisch geschult, da der Schwerpunkt der Ausbildung in den Universitäten sich naturgemäß auf fachspezifische Aspekte konzentriert.

Der Arzt ist zu Beginn seiner beruflichen Laufbahn im Krankenhaus in eine betriebliche Hierarchie eingebunden, die man analog zur Tätigkeit in der Wirtschaft als mittleres Management klassifizieren könnte. An der Spitze der Hierarchie stehen Chefarzt und/oder Oberarzt, deren Fachkompetenz gewissermaßen die Richtlinie des medizinischen Handelns bildet. Sich während des Studiums oder unmittelbar danach in diese Hierarchie einzufügen, erscheint noch als eher leichte Übung, zumal diese Strukturen aus der Ausbildung bekannt sind. Junge Mediziner sind im Krankenhaus jedoch von Beginn an gegenüber einer großen Anzahl von Mitarbeitern wie dem Pflegepersonal zumindest stellvertretend weisungsberechtigt. Es wird also de facto Personalführungskompetenz erwartet, auf die kaum eine Vorbereitung stattgefunden hat. „Learning by doing" lautet hier das Motto, wobei nur im Einzelfall auf außeruniversitäre Erfahrungen zurückgegriffen werden kann. Die Ausbildung in Kommunikationstechniken gehört ebenso wenig zum Studium, wie die Strategien des Konfliktmanagements. Dabei spielen diese „weichen" Faktoren von Beginn an über die rein fachlichen Anforderungen hinaus eine große Rolle. Dies betrifft die Zusammenarbeit mit Fachkollegen und dem Pflegepersonal ebenso wie die Kooperation mit Psychologen, Physiotherapeuten, medizinisch-technischen Assistenten oder Sozialarbeitern und vor allem auch den Kontakt zu Patienten und deren Angehörigen. Parallel dazu besteht die Herausforderung für den jungen Arzt darin, das an der Universität erworbene Wissen durch Erfahrung zu „erden", das heißt, in einen praktischen Kontext zu transferieren.

In den folgenden Kapiteln werden anhand von Beispielen zentrale Bereiche betrachtet, in denen junge Mediziner zu Beginn ihres beruflichen Werdegangs agieren. Die Aufmerksamkeit wird auf spezifische Aspekte der kommunikativen, sozialen und fachlichen Interaktion gerichtet. Diese Beispiele basieren auf jahrzehntelangen Erfahrungen und sind in der Regel direkt erlebt. Sie sind paradigmatisch zu verstehen und beschreiben Situationen, die regelmäßig in verschiedenen Ausprägungen und Kontexten auftreten. Beispiele und Kommentare sollen dabei unterstützen, Zusammenhänge und Abläufe des Medizinbetriebes leichter zu verstehen. Verweise auf Kommunikationsmuster und Strategien des Konfliktmanagements sollen dem jungen Mediziner die Integration in den Klinikalltag erleichtern.

Arzt und Pflegepersonal

Hubertus K. Kursawe, Herbert Guggenberger

H.K. Kursawe, H. Guggenberger,
Neu im Klinikalltag – wie junge Mediziner den Einstieg besser meistern,
DOI 10.1007/978-3-642-44984-0_2, © Springer-Verlag Berlin Heidelberg 2013

2.1   Allgemeines zur Problematik

Krankenschwestern sind für die erfolgreiche Arbeit im medizinischen Prozess des Krankenhauses von entscheidender Bedeutung. Allerdings ist die Kooperation mit dem Pflegepersonal aus einer Reihe von Gründen vor allem für jüngere Mediziner nicht immer einfach. Zum
einen ist der Mediziner nach dem Studium eher daran gewöhnt, in der Hierarchie unten zu
stehen und sich zunächst nicht allzu viel Kompetenz zuzutrauen. Zum anderen verfügen gut
ausgebildete Krankenschwestern mit langjähriger Berufserfahrung häufig über ein nicht zu
unterschätzendes fachliches Wissen und umfassende praktische Erfahrungen. Sie haben in
der Regel durch den engen Kontakt zu den Patienten einen sehr genauen Überblick über die
Wirksamkeit von medizinischen Maßnahmen. Dieser Erfahrungsschatz macht sie zu überaus
wertvollen Unterstützerinnen in der medizinischen Behandlung. Es ist deshalb gut möglich,
dass man sich als Mediziner tatsächlich bis zu einem gewissen Grad unterlegen fühlt und nur zu
gerne um Rat fragen möchte. Der junge Mediziner mit einem Bruchteil an Erfahrungen über die
praktische Wirksamkeit von bestimmten Therapien steht nun gleichwohl vor der Aufgabe, die
medizinische Fachkompetenz zu verkörpern und letztlich aufgrund seiner Verantwortlichkeit
Anordnungen zu geben. Die Schwierigkeit besteht nun darin, dieser qua Funktion übertragenen
Fachkompetenz und Verantwortlichkeit gerecht zu werden, ohne dabei entweder arrogant oder
unsicher zu wirken. Im Fokus steht dabei, die Krankenschwester in ihrem Fachwissen ernst zu
nehmen und sie zu unterstützen, ihr Wissen so weit möglich einzubringen und zugleich die
entsprechende Fachautorität zu verkörpern. Der Mediziner ist hier im Idealfall der Kompetenz-
manager, dessen Aufgabe es ist, sein persönliches Fachwissen und die praktischen Kenntnisse
der Krankenschwestern zum Wohle des Patienten zu bündeln. Eine offene Kommunikation,
die diese Möglichkeit eröffnet, ist dabei der Schlüssel. Allerdings ist es unabdingbar, dass der
Mediziner diesen Prozess aktiv steuert. Die Kontrolle über den medizinischen Prozess muss
dabei ebenso in den Händen des Mediziners bleiben wie die Steuerung des Kommunikations-
prozesses.

Die Bedeutung der kommunikativen Ebene für das Kooperationsklima und nicht zuletzt die
Qualität der medizinischen Arbeit wird seit geraumer Zeit immer wieder in den Vordergrund
gestellt. So spricht der Deutsche Pflegerat mit durchaus euphemistischem Unterton davon, dass
die „Kommunikation optimierungsbedürftig" sei (Hibbeler 2011). Mit dieser Umschreibung
wird auf zum Teil gravierende Defizite in der kommunikativen Struktur im Krankenhausbetrieb
hingewiesen. Dieses Problem wird zunehmend erkannt und in den Fokus der Personalentwicklung der Krankenhäuser gestellt. Für den jungen Arzt ist es von enormer Bedeutung, diese
Kommunikationsstrukturen schon zu Beginn seiner beruflichen Karriere zu reflektieren und in
die eigene Handlungskompetenz zu integrieren. Entscheidend sind letzten Endes die Klarheit
der Entscheidungsstrukturen und die Bedingungen für die Umsetzung dieser Entscheidungen.
Die Zusammenarbeit der Ärzte mit den Krankenschwestern sollte bestimmt werden durch ein
Klima der Offenheit. Krankenschwestern sollten die Möglichkeit haben, Kenntnisse einzubringen, die hilfreich für den medizinischen Prozess sind.

▪ **Missverständnisse in der Kommunikation zwischen Pflegekräften und Ärzten**
Pflegekräfte fühlen sich häufig in ihrer Leistung durch die Ärzte zu wenig anerkannt. Inwieweit
diese Gefühle rein „subjektiv" oder auf einer realistischen Grundlage entstanden sind, ist dabei
letztlich kaum zu beantworten. Gleichwohl wirken auch Missverständnisse in den alltäglichen
Arbeitsprozess hinein und können so die Zusammenarbeit erschweren oder gar medizinische
Prozeduren beeinträchtigen. Deshalb ist es wichtig, diesem Punkt besondere Aufmerksamkeit

zu schenken. Manchmal kann durch ein Gespräch kurzfristig eine Verbesserung erreicht werden. In der Praxis beklagen Pflegekräfte jedoch häufig aus ihrer Sicht objektive Fehlleistungen der Ärzte. Fehlende oder unzureichende Absprachen sind dabei ein ebenso wiederholt auftretender Kritikpunkt wie die viel gescholtene Unpünktlichkeit der Ärzte. Diese führt häufig in der Wahrnehmung der Pflegekräfte unabhängig von den tatsächlichen Gründen zu einem grundlegenden Gefühl einer zu geringen fachlichen oder auch persönlichen Wertschätzung, was wiederum die Arbeitsbeziehung belasten kann.

Aus der Sicht der Ärzte beruht dieses bei den Pflegekräften entstehende Gefühl jedoch häufig auf einem fehlenden Verständnis für die Arbeitsbelastung der Ärzte. So erfasste eine Studie der Fachhochschule Münster kürzlich die Arbeitszeitgestaltung der Ärzte und ermittelte bei 43,5 % eine Unzufriedenheit wegen zu leistender Überstunden, deren Ausgleich und Vergütung (mehr als 70 % der Befragten gaben mehr als 10 Überstunden im Monat an). Die Belastung durch Dienste wurde von 70 % der Ärzte als zu hoch empfunden wurde (Buxel 2013). Eine Online-Umfrage des Marburger Bundes bei 3309 Krankenhausärzten erbrachte, dass jeder zweite Arzt eine Arbeitszeit von durchschnittlich 49 bis 59 Stunden pro Woche inklusive Überstunden und Bereitschaftsdiensten angab und sich demzufolge gesundheitlich beeinträchtigt fühlte. Während der finanzielle Ausgleich der Überstunden einen relativ geringen Einfluss auf die Zufriedenheit am Arbeitsplatz ausübte, spielten eine Mitsprache bei der Schichtplanung und die Verminderung der Wochenenddienste eine bedeutende Rolle. Die dominierende Rolle des Betriebsklimas gegenüber dem Verdienst wurde unterstrichen und von mehr als der Hälfte der Ärzte als eine funktionierende Zusammenarbeit der verschiedenen Berufsgruppen erlebt (Marburger Bund 2013).

Während aus der Sicht der Ärzte Absprachen mit dem Pflegepersonal überwiegend als eindeutig angesehen werden, sieht das Pflegepersonal gerade darin ein Manko. Allenfalls erkennt man eine dem notorischen Zeitmangel geschuldete Reduzierung der Kommunikation auf ein Minimum als Grund an. Auch die Frage der Unpünktlichkeit relativiert sich aus Sicht der Ärzte durch die vielfältigen Anforderungen, die von verschiedenen Seiten gestellt werden. Ein dringendes Telefonat, die Anfrage eines Patienten oder eine kurzfristige Patientenaufnahme machen Pünktlichkeit praktisch unmöglich und können gleichwohl zu dem Gefühl der Geringschätzung bei den wartenden Krankenschwestern führen. Auch wenn der Arzt davon ausgeht, dass den Krankenschwestern seine zeitlich extrem belastete Situation klar vor Augen steht, ist es wichtig, dies zusätzlich zu kommunizieren.

Eine nicht zu unterschätzende Rolle spielt in der Kooperation zwischen Krankenschwestern und Ärzten auch das **unproportionale Zahlenverhältnis**. Im Durchschnitt liegt das zahlenmäßige Verhältnis zwischen Ärzten und Krankenschwestern bei etwa 1:3, auf einen Arzt kommen also im Durchschnitt 3 Krankenschwestern. Aufgrund ihrer Ausbildung, ihrer gemeinsamen Tätigkeit und ihrer Stellung in der Hierarchie des Krankenhauses entwickeln sie häufig eine ähnliche Sichtweise und bestärken sich in ihrer Wahrnehmung im Zweifel gegenseitig. Auf diese Weise kann es leicht zu einer Art Konsens beispielsweise über die angebliche Arroganz eines Arztes kommen, die sich in regelmäßiger Unpünktlichkeit zeige. Man darf bei aller Professionalität, die im Betrieb eines Krankenhauses erwartet werden kann und muss, die Dynamik derartiger Prozesse nicht unterschätzen. Aufgrund der hierarchischen Struktur des medizinischen Betriebes liegt es letztlich **immer** im Kompetenzbereich des Arztes, Probleme auf dieser Ebene zu erkennen und zu strukturieren.

Ein Potenzial für Spannungen und Missverständnisse zwischen der Ärzteschaft und dem Pflegepersonal ergibt sich aus verschiedenen Faktoren, die in der jeweiligen Funktion im Betrieb des Krankenhauses begründet sind. Ein wesentlicher Punkt ist dabei der **Theorievorsprung** der Ärzte. Dieser legitimiert die Ärzte für die Übernahme von Verantwortung im Alltag der medizinischen Entscheidungen. Die kompetente Übernahme dieser Funktion wird von allen Beteiligten erwartet und bildet ein charakteristisches Merkmal der Funktion des Arztes. In der Praxis bedeutet dies für den jungen Arzt, möglicherweise bald nach Abschluss der nach wie vor stark an der Theorie orientierten Ausbildung fundierte praktische Entscheidungen zu treffen. Dies wird qua Funktion von allen Beteiligten erwartet. In diesem Zusammenhang sei erwähnt, dass die Autorität eines Arztes vom überwiegend weiblichen Pflegepersonal – aus welchen Gründen auch immer – tendenziell eher anerkannt wird als die Autorität einer Ärztin. Den betroffenen Medizinerinnen, denen mit einer derartig negativen Erwartungshaltung begegnet wird, bleibt nichts anderes, als dies hinzunehmen, richtig einzuordnen und insbesondere nicht per se eigenen Qualifikationsdefiziten zuzurechnen. Vielleicht spielen hier noch die Überreste einer überkommenen Vorstellung eine Rolle, der zufolge „der Arzt" eben männlich zu sein hat und deshalb ein natürlicher Vorsprung an Kompetenz und Autorität angenommen wird. Da sich die Zahl der Ärztinnen in den vergangenen Jahren immer weiter erhöht hat und auch die Erfahrungen mit der Qualität ihrer Arbeit zugenommen haben, wird dieses Phänomen wahrscheinlich mehr und mehr an Bedeutung verlieren. Dem Ausbildungsvorsprung der Ärzteschaft steht bei jungen Ärzten häufig ein erheblicher **Erfahrungsvorsprung des Pflegepersonals** gegenüber. Eine junge Ärztin, die vielleicht zum ersten Mal die Behandlung eines Krankheitsbildes vorzugeben hat, steht dabei möglicherweise neben einer Krankenschwester, die aufgrund ihrer langjährigen Tätigkeit in einer Vielzahl von ähnlichen Fällen an der Behandlung beteiligt war und aus diesem Grund über ein im Einzelfall erhebliches praktisches Wissen über den Verlauf von Heilungsprozessen sowie Anwendung und Verlauf früherer Therapien verfügt. Für den jungen Arzt, der um seine eigene Unerfahrenheit weiß und eine daraus resultierende Unsicherheit verspürt, geht es in derartigen Situationen vor allem darum, sowohl die von ihm erwartete Fachkompetenz und Autorität zu verkörpern, als auch das praktische Wissen der Krankenschwester nutzbar zu machen. Besonders wichtig erscheint es uns, die Wertschätzung der Schwesternschaft explizit, d. h. durch direkt ausgesprochene oder implizit, d. h. durch anderweitige indirekte Anerkennung, zum Ausdruck zu bringen.

Die Kooperation zwischen der ärztlichen Ebene und dem Pflegepersonal wird aufgrund einer Reihe von strukturellen Faktoren zusätzlich erschwert. So bewegen sich **Ärzte und das Pflegepersonal in unterschiedlichen Teams**. Beide Gruppen verbringen beispielsweise ihre Pausen häufig getrennt. Vor allem jedoch ist der **Pflegebereich in der Regel in konstanten Teams** organisiert, wohingegen die **Ärzte** in verschieden Ausbildungs- und/oder beruflichen Abschnitten **nur temporär einer bestimmten Station** zugeordnet sind. Hinzu kommt, dass in der Regel eine Pflegedienstleitung in Form einer einzelnen Person die Regeln für alle Krankenschwestern vorgibt. Im Zweifelsfall kann sich eine Pflegekraft also auf diese Vorgaben berufen und gewinnt in der Argumentation gegenüber der Ärzteschaft an Sicherheit. Diese Einheitlichkeit ist bei den Ärzten nicht gegeben, da die Abteilungen, vertreten durch verschiedene Chefärzte, organisatorisch nicht unmittelbar kooperieren bzw. fachspezifische Kriterien der einzelnen Abteilungen gültig sind. Der üblicherweise darüber stehende Ärztliche Direktor besitzt generell keine Leitungskompetenz über alle Ärzte, sondern gilt unter den leitenden Ärzten eher als ein „Primus inter Pares" mit einer mehr vermittelnden und informierenden Funktion.

Zudem sind in der Praxis die **Arbeitsabläufe streng getrennt**. Ärzte und Pflegepersonal arbeiten weitgehend parallel an dem gemeinsamen Ziel, dem Wohl der Patienten. Dieser Trend verstärkt sich im Zuge einer zunehmenden Arbeitsverdichtung weiter, sodass auch die gemeinsame Visite als erkennbarer Ausdruck der Kooperation und Kommunikation in den Hintergrund zu treten droht. Durch den Einsatz moderner Medien kommt es immer häufiger zu einer

„stummen" Kommunikation. Die prinzipiell sehr sinnvolle Funktion von Pflegelaptops führt ebenfalls dazu, dass die Notwendigkeit einer unmittelbaren Kommunikation und infolgedessen auch die Notwendigkeit einer gemeinsamen Visite weniger gesehen wird. In der Praxis kommt es daher bereits oft zu getrennten Visiten von Ärzten und Krankenschwestern. Dies kann zu einer weiteren Trennung der Arbeitsabläufe führen, da sich die Kommunikation tendenziell auf den Austausch von schriftlichen Nachrichten auf dem Bildschirm beschränkt. Wir sehen in dieser Entwicklung Gefahren für die medizinische Qualität, da die persönliche Kommunikation weit mehr transportieren kann als ein schriftlicher Austausch. Persönliche Kommunikation erlaubt eine weitaus intensivere und umfassendere Informationswiedergabe und ermöglicht insbesondere die Aufrechterhaltung der Bindungen zwischen den Berufsgruppen im Krankenhaus. In diesem Zusammenhang ist nicht zuletzt die Förderung der Motivation der Pflegekräfte durch eine direkte Kommunikation zu nennen. Die ausdrückliche Anerkennung der Leistungen dieser Berufsgruppe ist nicht zuletzt vor dem Hintergrund eines **wachsenden Selbstbewusstseins der Pflegekräfte** zu sehen, die sich der Bedeutung ihrer Funktion im Heilungsprozess zunehmend bewusst sind. Dabei spielen Altersunterschiede und Lebenserfahrungen im Vergleich zu den Ärzten ebenso eine Rolle wie ein sich in den letzten Jahren vergrößernder Entlohnungsunterschied. Während die Leistung der Ärzte tendenziell besser honoriert wird und hier auch eine weitgehende Zufriedenheit verzeichnet werden kann (Buxel 2013), ist eine **Stagnation der Einkommen der Pflegekräfte** zu beobachten.

▪ **Lösungsansätze**
Der persönlichen Kommunikation zwischen den Berufsgruppen im Krankenhaus ist im Interesse der Patienten eine besondere Bedeutung zuzumessen. Da der technische Fortschritt etwa in Form einer technisierten Kommunikation durchaus auch zur Schonung der kostbaren Ressource „Zeit" führen kann, sollten andere Formen der Kommunikation noch stärker in den Vordergrund gestellt werden. Eine Möglichkeit ist es, Teambesprechungen als „Jour fixe" zu nutzen, um strukturelle Probleme zu besprechen. An diesen Besprechungen sollten auch die Führungskräfte (Chefarzt, Oberärzte) mit dem Ziel teilnehmen, eine **therapeutische Allianz** durch die Förderung einer direkten Kommunikation zwischen allen Gruppen des medizinischen Personals und ein Gefühl der Zusammengehörigkeit im Interesse der Patienten zu fördern. Teamorientierte Ansätze sollten bevorzugt und **Teamarbeit belohnt** werden. Dies könnte durch besondere Auszeichnungen, Innovationspreise oder auch durch Feiern erfolgen.

▪ **Zusammenfassung**
━ Vor allem für junge Mediziner ist es in der Praxis sehr schwer, gute Ideen im Sinne einer Organisationsveränderung umzusetzen. Diese sind vor allem die Aufgabe des Leitungspersonals.
━ Die gelungen Kooperation mit den Krankenschwestern ist die Grundlage für eine gute Arbeit am Patienten.
━ Die Wertschätzung der Arbeit der Krankenschwestern erfolgt durch aktives Zuhören und nicht zuletzt auch durch aktives „Mitanfassen". Viele junge Ärzte haben nur die aus unserer Sicht nicht ausreichenden Pflichtpraktika absolviert.
━ Auf den Stationen übernehmen häufig einzelne Personen die Rolle einer Leitfigur für die Kolleginnen und Kollegen. Eine gelungene Kommunikation und Kooperation kann die Arbeit insgesamt deutlich verbessern.
━ Kleidung: Für viele Krankenschwestern ist ihre Tätigkeit persönlich von großer Bedeutung. Sie bringen dies häufig auch durch korrekte Kleidung zum Ausdruck. Für einen

jungen Arzt ist es wichtig, dies zu erkennen und durch ein adäquates eigenes Äußeres seine Wertschätzung gegenüber der Umgebung zum Ausdruck zu bringen. Dies ist keine Nebensächlichkeit.

2.2   Fallbeschreibungen

- **Fall 1: Die erste Injektion oder der angehende Arzt als Lehrling der Krankenschwester**
- ■ ■   **Fallschilderung**

Während der Zeit meiner Medizinerausbildung gab es mehrheitlich die Empfehlung, vor dem Beginn des eigentlichen Studiums in einem Krankenhaus zu arbeiten, um die Gepflogenheiten des späteren Berufs von der Basis auf kennenzulernen. Ich hatte mich damals für die Arbeit in einer großen Nervenklinik entschieden, da die Fachgebiete Psychiatrie und Neurologie mein Interesse für eine spätere Facharzttätigkeit geweckt hatten. Also begann ich meine medizinische Karriere als Hilfspfleger auf einer psychiatrischen Station. Meine Kontakte mit der Medizin hatten sich bis dahin auf Besuche in Krankenhäusern beschränkt, die ich als Kind bei erkrankten Familienangehörigen machen musste. „Nun also sollte ich auf die Patienten losgelassen werden", dachte ich, und fand es sehr aufregend. Schnell wurde ich in den Stationsalltag eingeführt, und der bestand damals in der Psychiatrie hauptsächlich darin, Patienten zu überwachen, Essen und Medikamente auszuteilen, Blutdruck und Puls zu messen und kleine organisatorische Arbeiten auszuführen. Der Höhepunkt der Ausbildung bestand in dem Erlernen der intramuskulären Injektion, für mich aus damaliger Sicht eine unvorstellbare Hürde. „Vielleicht würde meine ganze ärztliche Karriere daran scheitern, dass ich mich immer im Hintergrund hielt, wenn es ans ‚Spritzen' ging", fürchtete ich. Aber ich hatte die Rechnung ohne eine sehr couragierte, relativ junge Krankenschwester gemacht, die meine Zurückhaltung bemerkt hatte. Sie hieß Helene, was mich an Wilhelm Busch denken ließ. Jedoch hatte ich mich diesbezüglich mit meinem Vergleich getäuscht. Sie hatte offensichtlich nur auf eine Gelegenheit gewartet, die es ihr nach ihrem Dienstplan ermöglichte, mich ohne Vorwarnung oder Ankündigung bei der intramuskulären Injektion anzulernen. So forderte sie mich eines Tages auf, sie bei der Versorgung einer relativ schwierigen, akut psychotischen Patientin zu unterstützen. Gehorsam und ahnungslos folgte ich ihr zum Bett der Kranken und bekam dort nach einer kurzen Erklärung und Einführung ohne Umschweife die Spritze ausgehändigt mit der Aufforderung, unverzüglich tätig zu werden. Es blieb mir gar keine Zeit für Aufregung, Widerrede oder Diskussion. Die Patientin war gelagert und ich stieß mit einem tiefen Atemzug die Kanüle in das Gesäß der Patientin und injizierte das Psychopharmakon. Und als die Patientin auch noch bekundete, dass es ihr überhaupt nicht wehgetan hätte, zog ich die Spritze erleichtert zurück. Ich hatte mich überwunden oder besser gesagt, die clevere Schwester Helene hatte mich vollkommen überrumpelt und meine Angst vor dem ersten kleinen Eingriff am Körper eines anderen Menschen begrenzt. Ich war ihr sehr dankbar und wir waren lange gute Freunde, auch als ich später als Arzt in dasselbe Krankenhaus zurückkehrte.

Das Fazit dieses ersten „Eingriffs" begleitete mich mehrere Jahre meines frühen Berufslebens, denn bei vielen wichtigen ärztlichen Handlungen, sei es die erste Lumbalpunktion, der erste Subklaviakatheter oder die erste Intubation, standen mir Personen zur Seite, die mich unterstützten und von denen ich lernen konnte, obwohl ich ihnen später vorgesetzt war. Dass dabei der schnelle Entschluss zum gemeinsamen Handeln sehr wohltuend ist und man dazu auch eine Überrumpelungstaktik anwenden kann, habe ich später als Ausbilder geschätzt und genutzt. In einem zu sehr auf die Trennung und Abgrenzung der Berufsgruppen orientierten System werden heute häufig gemeinsame Synergien verschwendet und Erfahrungen der anderen Heilberufe übersehen. Insofern gilt mein Dank Schwester Helene.

■■ Kommentar

Aufgrund der mangelnden Praxis im Medizinstudium sind medizinische Fachkräfte wie Krankenschwestern, in manchen Fällen gar Hilfskräfte im Hinblick auf bestimmte Handlungen aufgrund ihrer Erfahrung und/oder eines besonderen Geschicks besser als der vorgesetzte Arzt. Gerade als junger Mediziner steht man immer wieder vor einem Dilemma dieser Art. Das Dilemma entsteht letztlich häufig dadurch, dass man der Meinung ist, aufgrund des medizinischen Studiums bzw. der Position als Vorgesetzter fachlich überlegen sein zu müssen und auch buchstäblich „alles" besser können zu müssen. Dies wird besonders dann schwierig, wenn eine erfahrene und kompetente Stationsschwester vielleicht noch leise auf mögliche Komplikationen einer durch den jungen Stationsarzt vorgesehenen Therapie hinweist und damit quasi in die Kernkompetenz des Arztes einzugreifen versucht. Die Situation ist vor allem auch deshalb heikel, weil man allzu leicht seinen „Ruf" als kompetenter junger Mediziner in Gefahr sehen kann und das „Getuschel" über den unerfahrenen Anfänger meiden möchte, der sich von der Krankenschwester etwas sagen lässt. Schließlich wird die eigene Autorität in Frage gestellt und manche Menschen neigen dann dazu, auf ihrer Meinung zu beharren und sich durchsetzen zu wollen.

> Die Frage der Autorität als Vorgesetzter entscheidet sich letztlich daran, wie diese kommuniziert wird. Werden die besonderen Fähigkeiten der Mitarbeiter der Station nicht nur erkannt, sondern im Einzelfall auch gewürdigt, so kann dies nicht nur die Zufriedenheit im Team, sondern auch das Ansehen des Vorgesetzten erhöhen. Schließlich bleibt aufgrund der Struktur des Arbeitsalltags genügend Raum für das Einbringen der eigenen Kompetenz und Verantwortung.

■ Fall 2: Der erste Eingriff oder die stützende Hand der Krankenschwester

■■ Fallschilderung

Die Lumbalpunktion (LP) stellt einen der wichtigsten Routineeingriffe eines jungen Neurologen und Psychiaters dar, von dessen perfekter Durchführung sein Ruf auf der Station abhängt. Umso schwerer ist es, für einen Anfänger diese Hürde ohne große Schwierigkeiten zu überwinden. Aus der Sicht der erfahrenen Ärzte handelt es sich um eine Kleinigkeit, die nebenbei zu erlernen ist. In diesem Sinne war auch mein damaliger Chefarzt mit mir verfahren, als er mir den Eingriff kurz demonstrierte und mir eröffnete, dass ich beim nächsten Mal selbstständig punktieren sollte und er mich nur durch seine Anwesenheit unterstützen wollte. Ich fieberte also der nächsten Gelegenheit zur LP, wie wir es nannten, entgegen und fand auch in den nächsten Tagen eine Gelegenheit für einen solchen Eingriff. Der Chefarzt war über die Notwendigkeit und den Termin informiert und hatte seine Anwesenheit zugesagt. Gemeinsam mit den Krankenschwestern bereitete ich den Patienten vor und rief meinen Chef an, den ich aber plötzlich nicht erreichen konnte. Der Patient saß auf seinem präparierten Hocker in Erwartung des schmerzhaften Eingriffs und nichts passierte. Nach einem kurzen Augenblick des Zögerns ermunterte mich die Krankenschwester im Hinblick auf den ängstlich wartenden Patienten anzufangen. „Also Augen zu und durch", dachte ich und stieß die Punktionskanüle mit einem Stoßseufzer in den Zwischenwirbelraum hinein, den ich mir vorher sorgfältig vorbereitet und desinfiziert hatte. Der erwartete Schmerzschrei des Patienten blieb aus, ich fasste Mut und stieß weiter in das unbekannte Terrain in Richtung

Spinalkanal vor. „Jetzt den Mandrin heraus und es ist geschafft", so hoffte ich, aber ich konnte keinen Liquor gewinnen. Also musste ich wieder zurück mit der Kanüle und neu ansetzen, wie ich es gelernt hatte. Aber auch der erneute Versuch vorzustoßen brachte keinen Erfolg, sodass ich die Kanüle ganz herausnahm, um den Punktionsort leicht zu korrigieren. Die zweite Punktion war ebenfalls erfolglos, dafür jedoch der Patient trotz guten Zuredens ungeduldig. Was tun? Natürlich den Chef anrufen. Aber das würde den Eingriff erheblich verzögern und die Geduld meines Opfers unnötig strapazieren. Eine Minute der Ratlosigkeit verging, in der mir die ersten Schweißperlen über die Stirn rannen. Dann kam wie das erlösende Flüstern der Souffleuse auf der Theaterbühne die ermutigende Aufforderung der gerade hinzugeeilten Stationsschwester, der ich offensichtlich sympathisch war: „Das schaffen wir schon, ich halte Ihnen den Patienten und dann geht es". Beruhigende, warme Worte in sonorem Tonfall strömten auf den Patienten ein, aus denen die ganze Erfahrung einer langjährigen Schwesternkarriere erkennbar war. Er solle sich entspannen, den Rücken wie auf einem Kutschbock locker nach vorn beugen, sie würde ihm zusätzlich ein Kissen vor den Bauch legen und ihn schon festhalten und dann sei alles in einer Minute vorbei. Noch ehe ich weitere Einwendungen vorbringen konnte, hatte sie den zu Punktierenden so gelagert, dass er sich wie an der Mutterbrust fühlen musste und ich mein Werk mit dem dritten Stich zum Erfolg bringen konnte. Die Premiere war geglückt, ich übergab das Hirnwasser der Laboruntersuchung, wischte mir den Schweiß von der Stirn und bedankte mich mit einem glücklichen Lächeln bei meiner Retterin. „Gut gelagert ist halb punktiert", bemerkte sie mit einem erfahrenen Lächeln. Ich stimmte zu und wusste, dass die enge Zusammenarbeit mit dem Pflegepersonal eine Leitlinie meines ärztlichen Tuns sein würde.

■■ **Kommentar**

Die medizinische Ausbildung nimmt viele Jahre in Anspruch und die Studenten und jungen Mediziner haben Erhebliches geleistet, bis sie in die Lage versetzt wurden, selbstständig Behandlungen am Patienten vorzunehmen. Der persönliche Stolz über den erreichten Status wird unterstützt durch die Anerkennung des privaten Umfeldes und auch der medizinischen Belegschaft im Krankenhaus. Leicht entwickelt sich parallel zu den Erwartungshaltungen des Umfelds ein eigener Anspruch, das Metier zu beherrschen. Es ist für junge Mediziner mehr oder weniger regelmäßig enttäuschend zu erkennen, dass auch vermeintliche Basishandlungen in keiner Weise „einfach" sind. Dabei ist es wichtig, den Anforderungen seines Berufes nicht nur zu Beginn mit einer gewissen Demut zu begegnen und nicht an überhöhten Ansprüchen an sich selbst zu scheitern. Objektiv betrachtet ist auch der gut ausgebildete Mediziner bei Behandlungen, die er erstmals vornimmt, ein Anfänger, der von der konkret zu bewältigenden Aufgabe im Grunde nur eine sehr begrenzte Vorstellung hat. Dabei besteht regelmäßig eine Diskrepanz zwischen der Theorie (die man „beherrscht") und der Praxis (von der man „wenig Ahnung" hat). Sicher hat man einen bestimmten Eingriff häufig beobachtet, bis man in die Lage versetzt wird, ihn eigenverantwortlich durchzuführen. Allerdings ist die Qualität dieses Schrittes nicht zu unterschätzen, zumal man auch nicht „das Gesicht verlieren" möchte und nervös ist. In derartigen Situationen ist es wichtig, keinem überzogenen Anspruch an die eigene Position und die eigenen Fähigkeiten zu verfallen, sondern Unterstützungen durch seine Umgebung anzunehmen. Eine erfahrene Krankenschwester, ein erfahrener Pfleger, ist einem jungen Mediziner in praktischer Hinsicht in vielen Fällen überlegen. In der Praxis sind gut eingespielte Teams erfolgreich, die Synergie der Qualifikationen ist dabei der entscheidende Faktor. Mediziner übernehmen dabei eine zentrale Funktion, ohne jedoch im Einzelfall alles „besser können" zu müssen. Die Annahme und Anerkennung der Unterstützung durch die Krankenschwester in der beschriebenen Situation ist vor diesem Hintergrund sicher keine Schwäche, sondern eine Stärke.

- **Fall 3: Die abgesagte Visite**
- **Fallschilderung**

Noch am Anfang meiner ärztlichen Stationsarbeit wurde ich eines Tages vor die überraschende Mitteilung der zuständigen Krankenschwester gestellt, dass ich die Visite heute ohne Schwester absolvieren sollte. Es gäbe dringende Arbeiten auf der Station, die keinen Aufschub duldeten, erklärte man mir ausweichend. Ich war noch unsicher in meinem Beruf und galt, was zu vermuten war, wegen meiner ausführlichen und langdauernden Visitengestaltung als Hemmschuh im Tagesablauf. Insofern empfand ich das angekündigte Fehlen der Krankenschwester bei der Visite als Ausrede und Affront gegen mich und fühlte mich gekränkt. Ich lief zur Stationsschwester, die sich wegen einer notwendigen Sitzung verleugnen ließ und machte meinem Unmut bei einer anderen Krankenschwester und einer Kollegin Luft. Schließlich musste ich zähneknirschend nachgeben und die Visite allein führen. In den darauffolgenden Wochen passierte mir das noch oft, ohne dass ich neue Gründe erkennen konnte. Was hatte ich falsch gemacht? Sicher war meine Visitenführung als Berufsanfänger für die Krankenschwestern zeitlich eine Belastung, aber dennoch war es nach übereinstimmender Meinung für die Stations- und Patientenführung ein Vorteil, die Visite gemeinsam durchzuführen. Wahrscheinlich hatte ich, aus dem Gefühl der persönlichen Kränkung heraus, die Situation überspitzt, sodass die Ablehnung seitens der Krankenschwestern zugenommen hatte. Nur gut, dass ich nicht auch noch mit einer Beschwerde bei der Oberschwester oder dem Oberarzt den Dienstweg beschritten hatte, wie es mir in meinem ersten Ärger angemessen erschienen war. Das hätte mich sofort zum Außenseiter gestempelt. Wäre ich doch nur sachlich geblieben und hätte nach den Hintergründen der Visitenverweigerung gefragt! Dann hätte ich vielleicht gleich erfahren, dass ich zu umständlich agierte und zu empfindlich gegen Kritik war, andererseits selbst gern und leicht kritisierte und die Tätigkeit der Krankenschwestern in deren Augen herabsetzte. So blieb mir nur die Möglichkeit, eine gewisse Isolation für vier Wochen zu ertragen und in einer routinemäßig angesetzten Stationsbesprechung den Organisationsrahmen zu klären, der besagte dass natürlich ausnahmsweise eine Abwesenheit der Krankenschwestern bei der Visite akzeptiert würde, wenn dies aufgrund von Besetzungsproblemen oder ungewöhnlichen Konstellationen in der Morgenbesprechung angekündigt worden war. Ad-hoc-Abwesenheiten seien jedoch generell nicht vorgesehen. Ich gestand dem Pflegepersonal dabei zu, bei meinen Visiten auf ein gewisses Zeitlimit zu achten, um den Routineablauf der Station nicht aufzuhalten.

- **Kommentar**

Auch jungen Ärzten wird es schnell zugemutet, die Verantwortung für die Station in gewissen Phasen mehr oder weniger alleine zu tragen. Die Anwesenheit erfahrener Fachkollegen ist häufig nicht gegeben und die verantwortliche Durchführung von Visiten durchaus Usus. Es kann sich so schnell ein Gefühl der Überforderung einstellen, das etwa durch besonders aufwendige Visiten kompensiert werden soll. Die Begleitung durch erfahrenes Pflegepersonal empfindet man als entlastend und vielleicht erwartet man implizit oder explizit deren Unterstützung. Aus der Sicht der Pflegekräfte ist die Begleitung eines „Anfängers" in mehrfacher Hinsicht nicht sehr attraktiv. Aufgrund seiner möglichen Unsicherheit dauern die Visiten häufig etwas oder auch deutlich länger, was die Arbeitsbelastung noch erhöht, da andere Arbeiten in diesem Zeitraum nicht geleistet werden können. Zudem ist es durchaus wahrscheinlich, dass die noch so gut kaschierte Unsicherheit des jungen Stationsarztes für erfahrene Pflegekräfte sofort erkennbar wird. Pflegekräfte können aufgrund ihrer Erfahrungen mit den Patienten und natürlich auch durch ihre Erfahrungen in Visiten, die von erfahrenen Ärzten durchgeführt werden, vielfach leicht einschätzen, wo unnötige „Längen" entstehen, welche dann leicht zu Ungeduld der Pflegekräfte führen können. Nicht zuletzt spielt es eine Rolle, dass die Jugendlichkeit und Unsicherheit eines fachlichen Vorgesetzten dazu führen kann, dass gewisse Akzeptanzprobleme entstehen. Der oder die „Neue" werden schließlich auch „getestet", um die Grenzen und Spielräume in der künftigen Zusammenarbeit auszuloten. Dies kann – wie in diesem Fall – schließlich dazu führen, dass sich die Krankenschwestern vollständig aus der Visite zurückzuziehen versuchen.

Als Berufsanfänger wird man immer in der einen oder anderen Form mit derartigen Akzeptanzproblemen zu kämpfen haben, da es in der Natur der menschlichen Verhaltensdynamik liegt, Gruppen- und Leitungsstrukturen zu testen. Die Gefahr liegt nun darin, zu schnell nervös zu werden und sich durch eine falsche Reaktion in eine schwierige Situation zu bringen. Selbstverständlich ist es erforderlich, dass die Krankenschwestern an der Visite teilnehmen. In den allermeisten Fällen wird dies noch niemand ernsthaft in Zweifel gezogen haben. Gleichwohl kann eine Überreaktion die für die fachliche Qualität erforderliche Kooperation auf dieser Ebene beeinträchtigen. Dies hätte in diesem Fall etwa dann passieren können, wenn sich der Stationsarzt direkt an die vorgesetzte Ebene gewandt hätte, die mit einiger Wahrscheinlichkeit sofort die Notwendigkeit der Teilnahme der Krankenschwestern an der Visite angeordnet hätte. Zwar wäre dann sozusagen die Ordnung wiederhergestellt worden, doch hätten Ansehen und Autorität des jungen Stationsarztes gelitten. Prinzipiell ist zu bemerken, dass eine auftretende Teamproblematik immer dann selbst zu beheben ist, wenn nicht „Gefahr im Verzug" ist und eine sofortige Reaktion erfolgen muss. Vielleicht ist es hilfreich, davon auszugehen, dass Akzeptanzprobleme zum Alltag des Berufsanfängers gehören. Die notwendige Autorität kann in der Regel dadurch erworben werden, dass Regeln selbst formuliert werden und in einer angemessenen Form kommuniziert werden. Die nächste Teamsitzung als Möglichkeit einer Kommunikation der eigenen Erwartungen und als Ausdruck der fachlichen Notwendigkeiten war in diesem Fall sicher der richtige Zeitpunkt.

> ❯ Die Unsicherheit bleibt gleichwohl der ständige Begleiter des Berufsanfängers. Sich von Beginn an darauf einzustellen und zu wissen, dass sich Akzeptanz nicht nur unter den Fachkollegen, sondern auch bei den Pflegekräften nur allmählich einstellt und man sie sich erst erarbeiten muss, kann dabei sehr hilfreich sein.

■ **Fall 4: Die unterbrochene Visite**
■■ **Fallschilderung**
Am Anfang meiner Laufbahn erlebte ich mehrfach eine Situation, die mich immer wieder in Konflikt mit dem Pflegepersonal brachte:

Ich war mitten in der Visite mit einem Patienten beschäftigt, als eine Krankenschwester ins Zimmer kam, um mich zum Telefon zu rufen. „Doktor, dringend, Telefon!", schallte es unpersönlich von der urplötzlich aufgerissenen Tür. Auf Nachfragen bekam ich in Gegenwart der anderen Patienten erläutert, dass es ein schwieriges Angehörigengespräch zu bewältigen galt. „Gehen oder nicht", dachte ich im ersten Augenblick und war schon im Begriff loszueilen, als mein Blick auf den fragenden Patienten fiel, mit dem ich gerade beschäftigt war. Beides, sofort loszugehen **und** die Aufforderung der Krankenschwester zu ignorieren, wäre falsch gewesen. Mit einer flüchtig und unwirsch genuschelten Erklärung verabschiedete ich mich wenigstens noch vom Patienten, bevor ich zum Telefon eilte, um eine vermutlich banale Frage mit wahrscheinlich penetranten und schwierigen Angehörigen zu klären. Sicher wäre es besser gewesen, die Visite in dem betreffenden Zimmer zu beenden, um den Patienten die Bedeutung der Visite und die Ernsthaftigkeit meiner Bemühungen zu unterstreichen. So aber wartete der Rest der

Zimmergenossen gespannt und neugierig, aber auch ungeduldig, auf mein erneutes Eintreffen. Ebenfalls wäre es empfehlenswert gewesen, mit der Krankenschwester in einer kurzen Rücksprache vor dem Zimmer zu klären, ob eine Unterbrechung der Visite wirklich notwendig war oder ob nicht auch ein entsprechend späterer Rückruf ausreichend gewesen wäre. Aber die junge Krankenschwester war ohnehin sofort verschwunden, sodass die Frage nach den Hintergründen der reklamierten Dringlichkeit unbeantwortet blieb.

❓ War es die eigene Unsicherheit der jungen Krankenschwester gegenüber den Angehörigen? – War es die zu erwartende Nachgiebigkeit aufseiten eines jungen Arztes wie mich oder war es einfach nur Bequemlichkeit der Krankenschwester, einen unangenehmen Frager sofort zu befriedigen oder handelte es sich um ein generelles Machtspiel zwischen Pflegepersonal und Arzt? – Bin ich im Allgemeinen zu konziliant gegenüber jeglichen Anfragen zu passenden und unpassenden Zeiten? – Lass ich alles mit mir machen, nur um gut dazustehen bei ihnen?

Ohne eine letztlich für mich klare Antwort auf meine eigenen Fragen konnte ich das Verhalten gegenüber Angehörigen am Telefon als Thema beim nächsten Stationstermin anbringen und mit dem gehörigen emotionalen Abstand in organisatorische Bahnen lenken.

Nachtrag: Genutzt hat das klärende Gespräch allerdings nur wenig, denn beim nächsten Mal passierte einem anderen Arzt dasselbe wie mir. Gewohnheiten lassen sich eben nur über lange Zeiträume ändern, und auf der anderen Seite hat natürlich das Pflegepersonal nicht die Kompetenz, medizinische Auskünfte am Telefon zu erteilen.

▪▪ Kommentar

Derartige Vorfälle betreffen nicht nur junge Ärzte und erscheinen als Ausdruck eines Phänomens des Zeitgeistes: Das Gefühl, ständig auf kurzfristige Anforderungen reagieren zu müssen. Viele Unternehmen haben bereits erkannt, dass die dadurch bewirkte Zerstückelung von Arbeitsvorgängen durch ständige Störungen zu einer Dekonzentration der Mitarbeiter führt, die Arbeitsbelastung erhöht und die Arbeitsleistung verschlechtert. Häufig sind dies die als modern geltenden Anforderungen moderner Kommunikationsformen, die zu legitimierten und etablierten „Störungen" berechtigen und kurzfristige Reaktionen zu erfordern scheinen. So muss die neueste E-Mail beantwortet werden, obwohl diese bei objektiver Betrachtung vielleicht weniger bedeutend ist als das Projekt, an dem gerade gearbeitet wird. Manche Unternehmen haben deshalb begonnen, einzelnen Mitarbeitern störungsfreie Perioden zu gewährleisten (Umleitung von Telefonaten, E-Mails, persönlichen Anfragen etc.) In dem hier beschriebenen Fall ist es das Telefon, das in einen Arbeitsablauf (Patientengespräch) eingreift. Die Krankenschwester räumt diesem de facto eine höhere Priorität ein als dem vielleicht lange geplanten und gut vorbereiteten Gespräch. Entscheidend scheint es hier für den Arzt, die Störung richtig zu bewerten und entsprechend zu reagieren. Es kann viele Gründe geben, die die Krankenschwester veranlasst haben, den Weg der Störung zu wählen. Dies kann eigene Unsicherheit, eine chronischen Arbeitsüberlastung oder auch einfach nur Gedankenlosigkeit sein. Auch ist die Möglichkeit gegeben, dass sie eine telefonische Anfrage grundsätzlich in der Priorität höher bewertet, als das ungestörte Gespräch des Arztes mit dem Patienten. Tatsache ist jedoch, dass sie damit unmittelbar in dessen Arbeitsablauf eingreift und an dieser Stelle selbst entscheidet, wo die Prioritäten liegen.

Entscheidend für eine adäquate Reaktion des Arztes ist die eigene Bewertung der Prioritäten. Es mag Fälle geben, in denen eine schnelle Reaktion (z. B. medizinischer Notfall) tatsächlich erforderlich ist. In den übrigen Fällen ist es wahrscheinlich sinnvoll, in der aktuellen

Arbeitssituation zu bleiben. Bewertet man den Anruf höher, so muss man den Raum und eine konsistente Gesprächssituation verlassen. Dadurch baut sich ein zusätzlicher Arbeitsdruck auf, da man während des Telefonats ja immer im Hinterkopf hat, dass im anderen Raum noch die Fortführung des Gesprächs ansteht. Zudem können weitere Störungen die Folge sein, da man etwa auf dem Weg zum Telefon mit einer weiteren Anfrage konfrontiert werden könnte. Es ist also eine gewisse Kategorisierung von Dringlichkeiten erforderlich, die man aktiv lebt und entsprechend kommuniziert. So kann in Teambesprechungen festgelegt werden, dass persönliche Patientengespräche prinzipiell eine höhere Priorität genießen als die telefonische Anfrage eines Angehörigen. Zwar wird es immer Fälle geben, in denen man erst im Nachhinein erkennt, was tatsächlich wichtiger war, doch sollte man versuchen, die Anzahl von Störungen auch wegen der eigenen Arbeitsbelastung zu reduzieren. Die Kommunikation mit den Pflegekräften über die Einschätzung der Dringlichkeit einer Störung ist auf jeden Fall von besonderer Bedeutung, um Missverständnisse zu vermeiden und im Idealfall zu einer ähnlichen Einschätzung zu gelangen. Für telefonische Anfragen von Patienten wie in dem genannten Beispiel können etwa Sprechzeiten oder Zeitfenster eingerichtet werden. Manchmal ist auch ein Rückruf sinnvoll. Selbstverständlich ist es auch in diesem Fall wichtig, die Ebenen zu trennen und den unwirschen Ton der jungen Krankenschwester nicht persönlich zu nehmen.

> Eine Versachlichung mit einem gewissen zeitlichen Abstand in einem persönlichen Gespräch oder in der Teambesprechung ist daher sicher der richtige Weg. Eine kurze Erläuterung der Gründe, weshalb man diese oder jene Priorität setzt, ist ebenfalls hilfreich.

- **Fall 5: Die „Dringlichkeit" der Rettungsstelle**
- ■ **Fallschilderung**

Bei meiner späteren Tätigkeit als Neurologe in einem Allgemeinkrankenhaus passierte mir Folgendes:

Kurz nach Beginn der Morgenvisite kam eine junge Krankenschwester in das Zimmer gelaufen mit der Aufforderung, ich sollte mich sofort in die Rettungsstelle begeben, um einen dringenden Fall zu klären. Sollte ich nun gleich losrennen, obwohl die Versorgung der Notaufnahme anders organisiert und ein anderer Kollege eingeteilt war? Oder sollte ich schroff ablehnen mit dem Hinweis auf die verabredete Aufteilung der Arbeit? Ich entschloss mich zur Unterbrechung der Visite und zum Nachfragen vor dem Patientenzimmer: Wer ruft an? Warum ruft mich die Rettungsstelle trotz eines vorhandenen Dienstplans an? Wie so oft hatte vom Rettungsstellentelefon aus nur eine Krankenschwester den Hinweis „dringender neurologischer Patient" gegeben. Was tun? Die mich unterbrechende Krankenschwester war lediglich der Überbringer einer unzureichenden Botschaft. Der anfordernde ärztliche Kollege hatte es offenbar nicht für nötig befunden, sich selbst zu melden, sondern nur die Standardbotschaft „Patient mit einem epileptischen Anfall" übermitteln lassen. Ich musste also zurückrufen und versuchte, die Angelegenheit mit dem zuständigen Kollegen zu klären, der sich aber als „dringlich beschäftigt" verleugnen ließ.

? War nun der Anruf wirklich berechtigt, wie man es wegen der üblicherweise spärlichen Kommunikation der Notaufnahme mit Konsiliarärzten nicht unbedingt erwarten konnte?

Ich entschloss mich, dem direkt nachzugehen und meinen anfänglichen Ärger zu überwinden. Es blieb also nichts anders übrig, als zu gehen. Dennoch nahm ich mir die eine Minute Zeit, um den zu visitierenden Patienten des Zimmers eine Begründung für meine Unterbrechung zu geben und die diensthabende Krankenschwester zu veranlassen, mich auch bei den wartenden Patienten der anderen Zimmer zu entschuldigen.

Ich hatte richtig entschieden, denn es gab eine dringliche neurologische Indikation, einen Patienten mit Schlaganfall und der unmittelbaren Notwendigkeit einer schnellstmöglichen Lysebehandlung. Wegen eines Organisationsmangels war dieser Fall an meinem anderweitig in der Rettungsstelle beschäftigten neurologischen Kollegen vorbeigegangen. Glück gehabt!

Nachtrag: Der Patient wurde erfolgreich behandelt. Die später versuchte Analyse der Organisationspanne erbrachte außer dem Hinweis auf Arbeitsüberlastung seitens der Notaufnahme keine Klarheit darüber, dass in einem solchen Fall Telefonate unbedingt durch Ärzte geführt werden müssten, um für Sofortmaßnahmen ausreichend gerüstet zu sein.

▪▪ Kommentar

„Für einen Arzt in der Hektik des Krankenhausbetriebs gelten andere Maßstäbe als für einen Sachbearbeiter im Büro." Dieses Diktum hat eine weitreichende Bedeutung für die Tätigkeit in der medizinischen Praxis. In Schulungen zum Stress- und Zeitmanagement wird immer wieder zu Recht darauf hingewiesen, dass eine strukturierte Arbeitsorganisation und Arbeitsteilung unabdingbar nicht nur für einen hohen Output der Leistung sind, sondern mittel- und langfristig auch für die persönliche Leistungsfähigkeit und nicht zuletzt die eigene Gesundheit. Der Grundsatz, sich auf die Tätigkeit zu konzentrieren, mit der man gerade befasst ist, und sich im Interesse der Qualität und der Effektivität nicht ablenken zu lassen, ist zwar grundsätzlich richtig. Allerdings gibt es erhebliche Unterschiede darin, wie dies in der Praxis zu realisieren ist. Bei einem Sachbearbeiter ist es in der Regel nicht von Bedeutung, ob die Bearbeitung eines bestimmten Vorgangs um kurze Zeit vorgezogen wird oder einige Zeit später abgewickelt wird. Hier mag es sinnvoll sein, Anfragen wie im vorliegenden Fall mit dem Hinweis auf Vereinbarungen zur Arbeitsorganisation abzuweisen. Im Falle des Mediziners stellt sich die Situation jedoch anders dar, weil die Gesundheit von Menschen betroffen ist und Zeitverzögerungen fatale Konsequenzen nach sich ziehen können. Zudem ist in der Praxis ein Rekurs auf getroffene Vereinbarungen im Einzelfall schwer möglich, weil auch die Kollegen regelmäßig in Zusammenhängen stehen, deren zeitlicher Ablauf von einer Vielzahl von Variablen abhängig ist. Aus diesem Grund ist eine Bewertung der aktuellen Situation notwendig, wobei die Entscheidung nur auf der Grundlage der zu erwartenden Dringlichkeit erfolgen kann. Ist Gefahr in Verzug und ein anderer kompetenter Kollege nicht zur Verfügung, bleibt nichts anderes übrig, als sofort zu reagieren und sich selbst ein Bild zu machen.

Die Prämissen einer strukturierten Arbeitsorganisation werden auf diese Weise gleichwohl verletzt. Zum einen leidet durch derartige „Anfragen" die Effektivität der eigenen Arbeit erheblich und kann zu weiteren Komplikationen führen, da man sich ja aus einem bereits ablaufenden Arbeitszusammenhang entfernen muss. Im besten Fall führt dies zur Unzufriedenheit der betroffenen wartenden Angehörigen des Patienten, der auf der Station verbleibt, und/oder der Krankenschwestern, es kann aber auch eine gefährliche Situation für den wartenden Patienten nach sich ziehen kann. Zum anderen wird auch die persönliche Arbeitsbelastung erhöht, was ebenfalls negativ zu bewerten ist. Dem kann jedoch aus den genannten Gründen nicht kurzfristig begegnet werden. Gleichwohl sollte man den Vorgang nicht auf sich beruhen lassen oder es als „Pflicht" des guten Mediziners betrachten, klaglos und dauerhaft als Lückenbüßer zu fungieren. Vielmehr sollte man versuchen, in der nächsten Arbeitsbesprechung die Thematik aufzugreifen und die Gründe für den Verlauf herauszuarbeiten. Die Wahrscheinlichkeit, mit „Anfragen" dieser Art konfrontiert zu werden, ist aufgrund der insgesamt hohen Arbeitsbelastung im medizinischen Bereich sehr hoch.

2

> ❯ Strukturen sind so zu gestalten, dass sich Ungleichgewichte nicht verfestigen und die außerplanmäßigen „Anfragen" sich wirklich auf die Fälle beschränken, die aufgrund ungewöhnlicher und nicht vorhersehbarer Umstände nicht vermeidbar waren.

■ **Fall 6: Die eingreifende Stationsschwester**

■■ **Fallschilderung**

Nach einigen Jahren ärztlicher Tätigkeit als Oberarzt wurde ich eines Montags vor eine Entscheidung gestellt, die ich kaum treffen konnte. Völlig außerhalb unserer Besprechungstermine und Visiten kam die Stationsschwester in mein Zimmer und eröffnete mir, dass sie mit einer mir unterstellten ärztlichen Kollegin nicht weiter arbeiten könnte und ihre Funktion niederlegen wollte. Was war geschehen? Sie hätte in ihrem letzten Dienst eine schwerkranke Patientin mit einem Schlaganfall zu versorgen gehabt und sei dabei von der Ärztin im Stich gelassen worden. So hätte sie die Ärztin mehrfach telefonisch darüber informiert, dass sich der Zustand der Patientin verschlechtert habe, aber diese hätte trotz der hohen Gefährdung der Patientin lediglich mit banalen telefonischen Anweisungen reagiert. Erst als die Patientin dann epileptische Anfälle bekam, wären die nötigen diagnostischen Maßnahmen und eine Verlegung in die Neurochirurgie eingeleitet worden. Darüber hinaus war die erfahrene Krankenschwester persönlich gekränkt, da sie sich mit der Einschätzung als scheinbar ängstliche und übervorsichtige Person herablassend behandelt gefühlt hatte. Mir war sofort gegenwärtig, dass sich andere Kollegen schon oft über die betreffende Kollegin beschwert hatten. Diese Einwände hatte ich innerlich als Neiddebatte abgetan, da ich die Kollegin mochte und mich zuvor für ihre Einstellung in unserer Abteilung eingesetzt hatte. Nun musste ich reagieren. Aber wie? Ignorieren wäre falsch gewesen, denn es stand die Frage im Raum, ob durch das Verhalten der Ärztin ein Schaden hätte entstehen können.

❓ Sofort Stellung nehmen?

Ebenfalls nicht empfehlenswert, denn es könnte ja sein, dass man mich in einen Konflikt hineinziehen wollte, um eine von mir geschätzte, aber von den Krankenschwestern und Ärzten abgelehnte Kollegin zu desavouieren. Abzuwarten wäre ebenfalls genauso unangemessen, da eine Patientin davon betroffen war.

❓ Was also tun? – Mit der Kollegin sprechen?

Ja, natürlich, aber diese verteidigte sich vehement und warf den Krankenschwestern Mobbing vor. Außerdem war Eile geboten, um zu prüfen, ob die bisher offenkundig verlässliche Kollegin ihren Aufgaben gewachsen war. Also blieb nach einer schnellen Prüfung der Plausibilität des Falles und der generellen Berechtigung der Vorwürfe nur der strikte Dienstweg über den Chefarzt, der mich von der weiteren Verantwortung entbinden würde.

Nachtrag: Die Kollegin erhielt vom Chefarzt eine interne Verwarnung, zumal in der Rückschau schon einige zweifelhafte Entscheidungen ihrerseits bekannt geworden waren. Sie verließ unter dem Druck der Ereignisse nach einem weiteren kleinen Zwischenfall die Klinik.

■■ **Kommentar**

Vom Stationsarzt wird häufig ein hohes Maß an Personalführungskompetenz erwartet. Allerdings werden Fragen des Personalmanagements im Medizinstudium kaum thematisiert, sodass ein professioneller Umgang mit Fragen der Personalentwicklung und des Konfliktmanagements nicht unmittelbar erwartet werden kann. Als Bestandteil eines nachhaltigen Qualitätsentwick-lungs- und Qualitätssicherungsmanagements sollten diese Fragen verstärkt im Rahmen der Weiterbildung behandelt werden. Hinzu kommt, dass ein Stationsarzt nicht über arbeitsrecht-lich relevante Handlungsmöglichkeiten verfügt.

Von einem Stationsarzt wird also implizit erwartet, die Sicherung der Qualität der Patien-tenversorgung in „seiner" Abteilung zu gewährleisten, ohne über entsprechende Kompetenzen eines direkten Vorgesetzten zu verfügen. Im vorliegenden Fall war zum einen eine Kranken-schwester beteiligt, die arbeitsrechtlich in eine andere Struktur eingebunden ist und deren direkte Vorgesetzte die Pflegedienstleiterin ist, zum anderen eine in arbeitsrechtlicher Hin-sicht praktisch gleichberechtigte Kollegin. Der Konflikt war von besonderer Tragweite, da er die Kernkompetenz der Abteilung, die optimale Versorgung der Patientin, zu beeinträchtigen drohte. Da die kommunikativen Möglichkeiten einer Konfliktklärung eingeschränkt waren und beide Seiten auf ihrer Position beharrten, war die Einnahme einer neutralen fachlich be-gründbaren Position entscheidend, die schließlich auch die Einbindung und Intervention der übergeordneten fachlichen Leitung erforderlich machte. Es wird an diesem Beispiel deutlich, dass die Parteinahme für die sympathische Fachkollegin wohl nicht die richtige Entscheidung gewesen wäre. Zudem wird erkennbar, dass eine schnelle Intervention erforderlich ist, wenn keine Möglichkeiten der Konfliktlösung gegeben sind und die Qualität der Arbeit der Station nachhaltig gestört scheint.

- **Fall 7: Parteiungen der Krankenschwestern oder der Arzt als Schiedsrichter**
- ■ **Fallschilderung**

Ich war schon einige Jahre Arzt und fungierte als Stationsarzt, als mich eine delikate Situation in der Schwesternschaft vor eine aussichtslose Entscheidungssituation stellte. Bei Gesprächen mit den Pflegekräften war ich vor einen nicht lösbaren Konflikt gestellt worden, der sich wie folgt darstellte:

Es gab offensichtlich zwei Parteiungen unter der Krankenschwestern, die sich zeitweise bis aufs Messer bekämpften. Auf der einen Seite stand die Stationsschwester mit einem Teil der Kolleginnen, auf der anderen ihre Stellvertreterin mit dem anderen Teil. Die Stationsschwester Anna war eine weiche, wenig entscheidungsfreudige und sehr patientenorientierte Frau, die sich aber als Leiterin nicht durchsetzen konnte und sich mit ihrer Leitungsrolle nur bedingt identifizierte. Gleichwohl war sie sehr einfühlsam und bei den Patienten beliebt. Ihr wurde von ihrer Stellvertreterin, Schwester Bruni, und deren Gruppe vorgeworfen, leitungsunfähig zu sein und organisatorische Dinge schleifen zu lassen. Schwester Bruni als Leitfigur ihrer Gruppe war demgegenüber von sich selbst überzeugt, schroff und autoritär und drängte hin zum Posten der Stationsschwester. Für uns Ärzte waren beide auf ihre Weise schwer zu handhaben. Die Stationsschwester versteckte alle Konflikte oder ging ihnen aus dem Weg, zeigte sich uns ge-genüber aber immer wieder konziliant, während die Stellvertreterin offen gegen einzelne Ärzte polemisierte und sich bei Chef- und Oberarzt ins rechte Licht rückte. Meine Sympathie lag eher aufseiten der amtierenden Stationsschwester, mein Verantwortungsgefühl für die Organisation der ganzen Station sprach aber für die Stellvertreterin.

Nur mit Mühe konnte ich mich einer offensichtlichen Parteinahme entziehen. Das wäre auch ein großer Fehler gewesen, weil es den Konflikt nur verschärft hätte, ohne ihn entschei-den zu können. Den Dienstweg einzuschlagen und das Problem der Pflegedienstleitung zu übergeben, schien naheliegend, aber ich war vorsichtig und wartete, weil ich aus Andeutungen in Gesprächen mitbekommen hatte, dass die Pflegedienstleiterin der Gesamtklinik aufseiten der Stellvertreterin stand und mit dieser privat verkehrte. Ein Gang zum Chefarzt schien mir ebenfalls nicht sinnvoll, da dieser sich nicht besonders um die Angelegenheiten der Station kümmerte. So blieb mir also nichts weiter übrig, als eine gewisse Neutralität zu wahren und das Problem zu ertragen. Dabei musste ich immer wieder bemüht sein, zu verhindern, dass dieser Konflikt sich auf die Patienten auswirken würde. Sich an dieser Stelle für eine der Personen zu entscheiden, wäre fatal gewesen, da so der Streit nur eskaliert wäre, ohne ihn einer Entscheidung zuführen zu können. Dies hätte nicht in meiner Kompetenz und Macht gelegen. Insgesamt war es wohl ein Fall für die Supervision, die aber damals noch nicht in Mode war.

Nachtrag: Die beiden Krankenschwestern arbeiteten noch zwei Jahre zusammen, wenn auch im Wesentlichen gegeneinander. Als dann ein Umzug in einen Neubau und eine Neu-ordnung der Station bevorstand, gab die organisatorisch schwache Stationsschwester auf und verließ überraschend die Abteilung, während die Stellvertreterin mit meinem sehr zweifelnden Einverständnis aufstieg und den Umzug sowie die darauffolgende Zeit mit Bravour meisterte. Zu meiner Überraschung richteten sich alle Krankenschwestern an ihr aus, was der Station großen Erfolg brachte.

■■ **Kommentar**

Die kommunikativen Muster in einer komplexen und hierarchischen Struktur sind zumeist we-der auf schnellem Wege zu erkennen, noch können auch offensichtliche Defizite schnell beseitigt werden. Die Pflegekräfte (noch immer zumeist weiblich) handeln hinsichtlich ihrer Organisati-onsstruktur nach einer eigenen Logik. Auf dieser Ebene stattfindende Konkurrenzkämpfe kön-nen eine Dynamik entfalten, die u. U. Auswirkungen auf die ganze Station hat. Intuitiv erscheint es klar, wem die Sympathien gelten und wer den Betriebsfrieden stört und so vielleicht auch die Qualität der Versorgung der Patienten in Mitleidenschaft zieht. Der Stationsarzt befindet sich insofern in einer schwierigen Situation, als er zwar die ärztliche Verantwortung trägt, arbeits-rechtlich jedoch keine direkte Kompetenz besitzt, nachhaltig einzugreifen. Die Vorgesetzte der stellvertretenden Stationsschwester ist die Pflegedienstleiterin der Gesamtklinik, gleichzeitig hat der Stationsarzt wiederum den Chefarzt als seinen fachlichen Vorgesetzten, der jedoch in diesem Fall keine Tendenz zeigte, sich zu positionieren. Eine neutrale Position einzunehmen fiel in diesem Kontext nicht leicht, zumal die Ambition der Stellvertreterin, die auch mit pro-blematischen Mitteln wie der Polemik gegen einzelne Ärzte die Leitungsposition anzustreben schien, als unsympathisch empfunden wurde und eine Solidarisierung der Stellvertreterin mit der Leiterin der Station im Raum stand. Eine emotional begründete Positionierung ist allerdings generell problematisch. Die beste Lösung für solche Fälle wäre ein institutionalisiertes und professionell geleitetes Konfliktlösungsmanagement (z. B. Supervision) in der Klinik, das ein Forum für die Analyse der fachlichen und persönlichen Elemente des Konflikts bieten könnte. Da dieses Mittel häufig nicht bzw. nicht zeitnah zur Verfügung steht, erscheint es als einzige Möglichkeit für den Stationsarzt, selbst aktiv zu werden. Sein Bezugspunkt ist dabei die Qualität der Patientenversorgung in seiner Abteilung. Von dieser Position aus kann er durch den Konflikt ausgehende Qualitätseinschränkungen zum Anlass für Gespräche mit den Betei-ligten nehmen. Sollte dies keinen Erfolg haben und sollten dauerhafte Beeinträchtigungen der Arbeitsabläufe drohen, wäre eine fachlich begründete Intervention beim Chefarzt und/oder der Pflegedienstleitung erforderlich.

Eine emotional begründete Parteinahme etwa für die amtierende Stationsschwester hätte zur Folge haben können, dass sich Gruppierungen in der Schwesternschaft und möglicherweise auch bei den Ärzten verfestigt hätten. Eine Folge hätte auch sein können, dass die Stellvertre-terin aufgrund der ihrerseits als ungerecht empfundenen Parteinahme einen offenen, auch auf arbeitsrechtlicher Ebene ausgetragenen Konflikt provoziert hätte. Vielleicht hätte sie auch die Abteilung verlassen. Wie der weitere Verlauf zeigte, wäre dies ein Verlust für die Station gewesen, da die ehemalige Stellvertreterin nach ihrem Aufstieg tatsächlich große Qualitäten gezeigt hat.

> Die Positionierung in Konflikten birgt die Gefahr einer emotional begründeten Parteinahme. Bei der Beurteilung der Wirkung eines Konfliktes sollte man daher stets die Qualität der Patientenversorgung vor Augen haben. In Abhängigkeit von Verlauf und Folgen des Konflikts können also ein neutrales Beobachten, eine fachlich begründete Konfliktintervention mit den Beteiligten oder auch die Klärung auf Leitungsebene erfolgen.

Literatur

Buxel H (2013) Arbeitsplatz Krankenhaus: Was Ärzte zufriedener macht. Dtsch Arztebl 110(11):C 440–443
Hibbeler B (2011) Ärzte und Pflegekräfte. Ein chronischer Konflikt. Dtsch Arztebl 108(41):1794–1799
Marburger Bund (2013) MB-Monitor 2013. Ärzte fühlen sich durch überlange Arbeitszeiten gesundheitlich beeinträchtigt. http://www.marburger-bund.de/artikel/allgemein/pressemitteilungen/2013/aerzte-fuehlen-sich-durch-ueberlange-arbeitszeiten-gesundheitlich-beeintraechtigt Gesehen am 24.09.2013

Arzt und Kollegen

Hubertus K. Kursawe, Herbert Guggenberger

H. K. Kursawe, H. Guggenberger,
Neu im Klinikalltag – wie junge Mediziner den Einstieg besser meistern,
DOI 10.1007/978-3-642-44984-0_3, © Springer-Verlag Berlin Heidelberg 2013

3.1   Allgemeines zur Problematik

Die Kooperation mit ärztlichen Kollegen ist neben der Kooperation mit dem Pflegepersonal ein wesentliches Qualitätsmerkmal der ärztlichen Tätigkeit insbesondere im Krankenhaus. Die Notwendigkeit eines umfassenden kollegialen Austausches von Informationen über Patienten zum Zweck einer optimalen Behandlung ist evident. Mehr als in anderen Berufen hat ein spezifisch berufsständisches Ethos nach wie vor Einfluss auf das ärztliche Selbstverständnis.

In der aktuellen Fassung der (Muster-)Berufsordnung des 114. Deutschen Ärztetages 2011 für die deutschen Ärztinnen und Ärzte heißt es in § 29 Abs. 1 (Bundesärztekammer 2013):

> » Ärztinnen und Ärzte haben sich untereinander kollegial zu verhalten. Die Verpflichtung, in einem Gutachten, auch soweit es die Behandlungsweise einer anderen Ärztin oder eines anderen Arztes betrifft, nach bestem Wissen die ärztliche Überzeugung auszusprechen, bleibt unberührt. Unsachliche Kritik an der Behandlungsweise oder dem beruflichen Wissen einer Ärztin oder eines Arztes sowie herabsetzende Äußerungen sind berufswidrig.

Dieser Begriff der Kollegialität geht von einer gleichberechtigten Kooperation der Ärztinnen und Ärzte aus und kennzeichnet gewissermaßen das Idealbild der Zusammenarbeit auf der Grundlage fachlicher Autonomie. Er beinhaltet zum einen die inzwischen obsolete und kaum mehr wirksame Vorstellung von Standeskollegialität, die durch Zugehörigkeit zur Berufsgruppe definiert ist. Zugleich ist auch ein ethisch begründeter medizinischer Ehrenkodex impliziert, der als „Qualitätskollegialität" auf die Wirksamkeit der Handlungen der Mediziner rekurriert. Grundsätzlich basiert die Vorstellung von Kollegialität jedoch auf der fachlichen Selbstbestimmung der Akteure.

Dieses Bild ist zum einen gesellschaftlicher Konsens und bestimmt häufig auch den Selbstanspruch junger Ärztinnen und Ärzte, es beschreibt jedoch zunächst nur das Ziel einer Entwicklung, die in der Praxis mit einer Vielzahl von Fragen und Anforderungen verbunden ist.

▪ Kollegialität und Hierarchie

Zu Beginn der beruflichen Tätigkeit spielt die Einbindung in die Hierarchie des medizinischen Betriebs eine besonders wichtige Rolle. Hierarchie konstituiert sich aus den organisatorischen Voraussetzungen als Stellenhierarchie bzw. Personenhierarchie, während die Aufgabenhierarchie die Zuordnung zu einzelnen Tätigkeiten beschreibt. Neben der Organisationsstruktur spielt jedoch auch eine auf Erfahrung und Wissen basierende Hierarchie eine besondere Rolle. Für Berufsanfänger ist es häufig relativ einfach, eine Position gegenüber fachlich und aufgrund ihrer Stellung in der strukturellen Hierarchie übergeordneten Personen einzunehmen. Die Erfahrungen im Ausbildungsbetrieb der Universität und die ersten praktischen Erfahrungen bringen Übung im Umgang mit Professoren und Oberärzten. Man versteht sich als ein Lernender, der vom fachlichen Wissen erfahrener Mediziner profitieren möchte. Zu Beginn der Berufstätigkeit ändert sich dieses Rollenbild sehr schnell, und es gilt, seinen Platz in der Krankenhaushierarchie zu finden. Hinweise aus der Münsteraner Studie zeigen, dass dies im Wesentlichen gelingt und die Arbeitsplatzzufriedenheit trotz einiger Verbesserungsmöglichkeiten mehrheitlich gegeben ist. Allerdings sollte bedacht werden, dass dabei das Betriebsklima, die Fort- und Weiterbildung und der Führungsstil der Vorgesetzten eine entscheidende Bedeutung bekommen und dass die Interessenlage innerhalb der verschiedenen Hierarchieebenen unterschiedlich ist. Während bei Assistenzärzten Weiterbildungs- und Arbeitszeitfragen dominieren, sind es bei Oberärzten vorwiegend die Entfaltungsmöglichkeiten im Arbeitsalltag sowie das Betriebsklima und bei

Chefärzten die Identifikation mit dem Arbeitgeber (Buxel 2013). Hier gilt es, das Selbstverständnis des Jungmediziners zu entwickeln, um zu einer auf eigenem Wissen und Erfahrung basierenden fachlichen Position zu gelangen.

- **Kollegialität unter Berufsanfängern**

Die Kollegialität unter Berufsanfängern stellt kaum ein Problem dar. Man greift auf die Erfahrungen der Studentenzeit zurück, hat einen gleichen sozialen Status und häufig ähnliche erste Erfahrungen im Beruf. Gerne wird die Freizeit gemeinsam verbracht. Es entsteht so ein Gefühl der Nähe, das in der häufig schwierigen emotionalen Situation, die die Anforderungen des Arbeitsalltags im Krankenhaus mit sich bringen, Erleichterung bringen kann. Diese persönliche Nähe wird jedoch bald durch unterschiedliche Dienstpläne oder Versetzungen auf andere Stationen immer wieder unterbrochen und schließlich von vielfältigen beruflichen Anforderungen überlagert.

- **Nähe und Distanz**

Aufgrund der hohen Arbeitsbelastung, der geringen Freizeit und der durch die intensive Zusammenarbeit etwa bei gemeinsam bewältigten Notfallsituationen entstehenden Nähe kommt es auch zu Liebschaften innerhalb des Teams, häufig zwischen Ärzten und Krankenschwestern. Das verständliche Bedürfnis nach menschlicher Nähe in einer anspruchsvollen beruflichen Situation ist leicht nachzuvollziehen, doch ergeben sich daraus in der Praxis häufig Schwierigkeiten, in bestimmten Situationen die notwendige Distanz aufzubauen. Diese nicht unerheblichen Schwierigkeiten beziehen sich vor allem auf eine sich zwangsläufig ergebende Voreingenommenheit in fachlichen Fragen, die zu Interferenzen in der Entscheidungsfindung führen kann. Es ist dann schwieriger, sachliche Kritik zu äußern oder auf fachliche Fehler hinzuweisen. Eine besondere Gefahr besteht jedoch darin, dass die übrigen Mitarbeiter der Station die Situation erkennen und sich auf Dauer eine Isolation im Team einstellen kann.

Da im medizinischen Betrieb Kommunikation eine herausragende Rolle in der Kooperation mit Kollegen einnimmt, ist es von besonderer Bedeutung, eine gewissermaßen berufsethisch geprägte Form von Nähe zu entwickeln, die menschliche und fachliche Aspekte gleichermaßen beinhaltet. Dies drückt sich auch im sog. Betriebsklima aus, welches in der Münsteraner Untersuchung in der ersten Reihe der attraktivitätsfördernden Faktoren stand (Buxel 2013). Zwei Drittel der Befragten waren diesbezüglich mit ihrem Arbeitsplatz im Krankenhaus zufrieden, knapp 27 % nicht.

Die Balance von Nähe und Distanz zeichnet die reife Kollegialität aus. Es gilt eine spezifische Form von Nähe und Distanz zu entwickeln, die dem menschlichen Aspekt ebenso gerecht wird wie der medizinischen Notwendigkeit und der Entwicklung eines eigenen Profils. Die Entwicklung im Spannungsfeld von menschlicher und fachlicher Nähe einerseits und der notwendigen Distanz andererseits sollte sich in Richtung einer fachlich begründeten Nähe bewegen. Die Wertschätzung von Kolleginnen und Kollegen als Personen und als Fachkollegen kann dabei Hand in Hand gehen. Entscheidend ist jedoch die Fähigkeit, die private und fachliche Ebene stets zu trennen, um situationsadäquat reagieren zu können. Der Bezug auf die fachliche Ebene ist dabei wichtig, um in der Lage zu sein, die notwendige Distanz herzustellen. Die Fähigkeit, jederzeit fachliche Distanz in den Vordergrund stellen zu können, ist im Hinblick auf die eigene Entwicklung unabdingbar.

Der angemessene fachlich-menschliche Umgang mit Fachkollegen ist aufgrund der engen Zusammenarbeit beispielsweise in Notfallsituationen besonders schwierig. Eine durch intensiv erlebte Situationen bedingte Emotionalität kann „mehr" suggerieren, als sie tatsächlich bedeutet. Selbstverständlich entwickeln sich auch unter Fachkollegen ernsthafte Liebesbeziehungen, doch gilt es auch, die Ursachen einer starken Emotionalisierung zu betrachten.

■ **Kollegialität und Konkurrenz**
Auch einander menschlich nahestehende Kolleginnen und Kollegen stehen häufig in einer Konkurrenzsituation. Letztlich ist auch vor dem Hintergrund der eigenen beruflichen Entwicklung Konkurrenz unvermeidlich. Auch in diesem Kontext gilt es, eine Balance zu finden. Im Einzelfall kann das durchaus häufige „Duzen" schwierig sein, weil es Nähe suggeriert, die tatsächlich Konkurrenz ist. Auch das Duzen von Pflegepersonal kann zu Problemen führen, wenn es nicht gelingt, die fachliche Ebene von der persönlichen Ebene zu trennen. Konkurrenz kann auf unterschiedlichen Ebenen entstehen und in einem Kampf um die Beliebtheit bei Patienten ebenso zum Ausdruck kommen wie um die Anerkennung seitens des Pflegepersonals.

3.2   Fallbeschreibungen

■ **Fall 1: Die erste Elektrokrampfbehandlung oder die Rettung vor dem Kollaps**
■ ■ **Fallschilderung**
Das Sicheingewöhnen in die oft eingreifenden medizinischen Praktiken stellt besonders für den ärztlichen Anfänger wie den Praktikanten im Medizinstudium, der noch keinen umfassenden medizinischen Fachhintergrund besitzt, oftmals ein großes Problem dar. So erinnere ich mich bis heute ganz genau an die Situation, als ich vom Stationsarzt in den ersten Tagen meines Medizinpraktikums am frühen Morgen zu einer Elektrokrampftherapie gerufen wurde. Natürlich wusste ich, dass es sich um eine heilende Maßnahme zur Unterbrechung schwerer schizophrener Schübe handelte, hatte jedoch von der Gewaltsamkeit einer solchen Behandlung keine Vorstellung, zumal sie damals noch ohne Narkose erfolgte. Interessiert eilte ich zum angegebenen Zimmer, wo sich schon einige Schwestern bemühten, den offensichtlich nicht ganz kooperativen Patienten auf die Liege zu verbringen. Das geschah unter lautem Einreden auf ihn in der Weise, dass „uns" ja nichts passieren würde, dass alles für „uns" nur zum Guten wäre, dass „wir" auch nichts spüren würden usw. Ich war sichtlich angewidert von der mir so verlogen erscheinenden Situation, wagte aber keinen Einspruch. Plötzlich trat, für den Patienten unbemerkt, der Arzt mit zwei Elektroden in der Hand von hinten ans Bett, legte diese urplötzlich an die Schläfen des Betroffenen und löste durch Applikation eines elektrischen Schlages einen für mich fürchterlichen Krampfzustand aus, bei dem der Patient bewusstlos in einen Streckkrampf versetzt wurde und dann rhythmisch um sich schlug. Das widerliche Ereignis schien ewig zu dauern, und ich spürte ein Unwohlsein vom Magen her und zunehmend weiche Knie, während die Schwestern sich bemühten, den quasi Ungebändigten auf der Liege zu halten. Als sich die Umwelt schon langsam zu verändern schien, rief mich ein lauter Befehl des Stationsarztes wieder zu vollem Bewusstsein. Ich solle ihm unverzüglich in sein Zimmer folgen, forderte er. Schwankend folgte ich ihm und widersprach lebhaft, als er mich unterstützen wollte. Mit Mühe erreichte ich zusammen mit ihm sein Zimmer und konnte mich nicht mehr wehren, als er mich auf seine Untersuchungsliege beorderte. Er ließ nicht zu, dass meine Sinne schwanden, sondern verwickelte mich in ein intensives Gespräch über meine ärztliche Berufung und die Notwendigkeit, manchmal auch scheinbar gewaltsame Mittel zur Rettung von Patienten anzuwenden. Obwohl ich mich an die Einzelheiten unseres Gesprächs nicht mehr erinnere, bin ich ihm dafür immer dankbar gewesen, da er mich so vor der großen Peinlichkeit, im Angesicht

der Krankenschwestern umzufallen, bewahrte. Der Kontakt mit dem in dieser Situation sehr einfühlsam reagierenden Arzt begleitete mich über viele Jahre in meinem Berufsleben und war meinerseits durch Dankbarkeit geprägt.

■■ Kommentar
Häufig fühlen sich vor allem jene junge Menschen zum Arztberuf hingezogen, denen es ein Bedürfnis ist, anderen Menschen zu helfen und einen positiven Beitrag zu deren Gesundheit zu leisten. Dabei erscheint das Bild des helfenden Mediziners in der Gesellschaft sehr positiv. Es ist dann für den medizinischen Anfänger schwer vorstellbar, dass in manchen Fällen ein etwas rauer Ton angemessen ist oder wie in diesem Beispiel Therapien angewandt werden müssen, die nicht nur gegen den offensichtlichen Willen des Patienten eingesetzt werden, sondern auch noch zu unangenehmen Folgen für diesen führen. Es ist ein schmerzhafter Prozess, die eigene Vorstellung mit der Realität in Einklang zu bringen. Dies betrifft vor allem auch die Begegnung mit dem Tod oder dem Leid unheilbar kranker Menschen und führt zu unterschiedlichen körperlichen und psychischen Reaktionen. Dies ist nicht primär der eigenen Schwäche und Unzulänglichkeit geschuldet, sondern mehr dem idealisierten Bild der eigenen künftigen Tätigkeit ▶ vgl. auch Fall 2 dieses Kapitels. Dabei handelt es sich um eine Anpassungsreaktion, in der das eigene Bild mit der Realität gewissermaßen in Einklang gebracht wird. Man kann davon ausgehen, dass fast alle jungen Mediziner mehr oder weniger stark von diesem Phänomen betroffen sind. Dass es gleichwohl nicht so sehr als systematisches Problem betrachtet wird, das der Begleitung durch erfahrene Mediziner bedarf, sondern als individuelle „Schwäche" wahrgenommen wird, liegt vor allem daran, dass eine eigene starke Neigung besteht, sich dieses „Defizit" nicht anmerken zu lassen, da man vor sich selbst und anderen nicht als „schwach" erscheinen will. Da auch Berufsanfängern mit einer hohen Erwartung begegnet wird, erscheint es besonders fatal, dass dieses Phänomen nicht als systematisches Problem betrachtet wird. Insofern war es ein großes Glück für den angehenden Arzt aus unserem Beispiel, dass ihn der Stationsarzt elegant aus der Situation befreite und ihn so davor bewahrte, vor den Schwestern das Gesicht zu verlieren und sich stattdessen mit den Notwendigkeiten des eigenen Berufes zu befassen.

❯ Aufgabe für erfahrene Ärzte sollte es sein, frühzeitig auf die Diskrepanz der Idealvorstellung des Berufsbildes und der Realität des medizinischen Alltags hinzuweisen.

■ Fall 2: Die „Anfängerdepression" oder die mangelnde Resilienz am Beginn der Arztkarriere
■■ Fallschilderung
Mein Arbeitseinstieg in die Medizin verlief nicht ohne Turbulenzen. Die Klinikleitung und der verantwortliche stellvertretende Ärztliche Direktor hatten entschieden, dass ich in der Alterspsychiatrie beginnen sollte. Natürlich wurde ich unter die Obhut eines erfahrenen Psychiaters gestellt, der aber, wie sich dann herausstellte, diese Verantwortung nur als Nebenaufgabe betrachtete. So stand ich also nach einer kurzen Einführungswoche quasi als Stationsarzt da und war für 40 psychiatrisch erkrankte alte Menschen verantwortlich.

Der Wechsel vom wissenschaftlich orientierten Studium mit der hohen Fülle von abstrakten Lerninhalten zur medizinischen Realität konnte krasser kaum sein. Und so wühlte ich mich durch Krankengeschichten, versuchte mich an Blutabnahmen und Injektionen in die schon brüchigen Venen, setzte dabei regelmäßig Hämatome, nahm Hirnwasser aus dem Spinalkanal am Rücken ab und hatte eine Fülle von Aufnahmen und Entlassungen zu bewältigen. Die

Arbeitszeit dehnte sich aus und die Krankenschwestern sahen mitleidig auf meinen Eifer. Natürlich hörte ich auf ihre Ratschläge bei den Visiten und Stationstreffen, aber es war schon eine befremdliche Situation, Medikamente zu verteilen, deren Wirkung ich zwar theoretisch gelernt hatte, zu deren praktischer Anwendung ich keinerlei Erfahrung mitbrachte. Der Chefarzt kam 1-mal in der Woche zu einer ausführlichen Visite, was mir sehr half, weil richtungsweisende Entscheidungen besprochen wurden, bei deren Durchführung ich allerdings allein blieb. Dazu war es Herbst und der Winter mit seinen dunklen Tagen stand vor der Tür. Ich war nicht der strahlende Arzt, als den ich mich immer gesehen hatte. Vielmehr versank ich im medizinischen Alltag einer Psychiatrie alter Schule, die eine medikamentöse Sedierung und Aufbewahrung favorisierte und keine zusätzliche Kommunikation, weder zwischen Arzt und Patient noch zwischen Krankenschwester und Patient oder zwischen Krankenschwester und Arzt, zuließ. Auch merkte ich bald, dass meine Ideen, Gruppengespräche und -visiten durchzuführen, boykottiert wurden. Also blieb mir nur der Rückzug in mein Arztzimmer, wie mir schien. Die Wochen vergingen und die Tage wurden immer kürzer und kälter. Schließlich hatte uns eine Grippeepidemie im Würgegriff. Ich bemühte mich, mit Spritzen und Infusionen gegen die Gebrechlichkeit meiner Patienten anzukommen. Vergeblich! Der Tod entriss mir so manchen Patienten, und so bestand die erste Tätigkeit am Morgen darin, den Tod festzustellen und den Totenschein auszufüllen. Ich hatte mich aber dem Leben verpflichtet.

❓ Hatte ich alles für meine Patienten getan? – War nicht doch auch meine Unerfahrenheit schuld?

Dunkle Gedankengänge beherrschten mich über Wochen und konnten auch durch die abendlichen Gespräche mit meiner Frau, einer Ärztin, nicht aufgelöst werden. Wie sie mir später berichtete, hatte sie in dieser Zeit Angst um mich und fürchtete, dass ich in der Arbeitsfülle ersticken und depressiv werden würde. Zeitweise war ich es wohl schon gewesen, wie ich rückwirkend zugestehen möchte, wollte es mir damals aber nicht eingestehen. So wartete ich traurig und enttäuscht über meinen Berufseinstieg auf das Frühjahr und das Ende der Grippeepidemie.

❓ Was wäre zu tun gewesen?

Ich hätte mehr Distanz zu meinem Beruf suchen müssen, kompensierende Beschäftigungen in der Freizeit wie Sport oder Kulturveranstaltungen, mehr Austausch mit meinen Kollegen pflegen sollen, die ebenfalls am Anfang ihrer Karriere standen. Später haben wir dann in der Klinik eine Gruppe gegründet, die sich in Form von regelmäßigen Abendseminaren mit medizinischen und psychologischen Anfängerproblemen beschäftigte und die den Berufseinsteigern den Anfang erleichtern sollte.

Diese Form der „Anfängerdepression" habe ich als Chef später bei meinen jungen Kollegen immer verbalisiert und sie im ersten Berufsjahr auch besonders beobachtet. Dabei konnte ich mit Schmunzeln registrieren, wie die Kollegen die Nachfrage nach einer eventuellen Depression registrierten, um sie dann zu verneinen, und auch auf späteres Nachfragen mit Nachdruck zu erklären, dass sie so etwas nie erlebt hätten. Diesbezüglich war ich mir keineswegs so sicher wie die Kollegen, weil ich mehrfach Tränen bei den Damen des Ärzteteams und „motziges" Verhalten bei den Herren beobachtete und dies als Zeichen einer Anpassungsschwierigkeit an den schwierigen Beruf interpretierte. Da alles auf eine bestimmte Weise kompensiert blieb, konnte ich die Beobachtungen für mich behalten.

Natürlich hilft in der Prophylaxe dieser Schwierigkeiten die Bestellung eines sog. Tutors, wie es in großen Kliniken erfolgt, jedoch ist dies als organisatorischer Akt nur wirksam, wenn die Chemie zwischen Tutor und Berufsanfänger stimmt. Letztendlich sollte die Supervision durch erfahrene Ärzte oder Psychologen dabei helfen, eine Anfängerdepression zu erkennen.

▪▪ Kommentar

Entscheidend ist für den Berufsanfänger, sich der Problematik der „Anfängerdepression" bewusst zu sein und schon beim Auftreten von grundlegenden Zweifeln zu Beginn der Berufstätigkeit Vorsorge zu treffen. Dazu gehört ein gründliches Hinterfragen des Selbstbildes.

Viele angehende und junge Ärzte sind mit einem idealisierten Bild des Berufes, den sie ergreifen möchten, konfrontiert. Dieses Bild ist geprägt durch die öffentliche Meinung, die tendenziell den Arztberuf überhöht und ein Klischee pflegt, das dann in den berühmten Arztserien im Vorabendprogramm des Fernsehens zum Ausdruck kommt. Die attraktive Ärztin erscheint wie der gutaussehende ältere Kollege trotz mancher Schwierigkeiten letztlich jeder Situation gewachsen, Patienten und Angehörigen werden die notwendigen und dann meist auch erfolgreichen Therapien erklärt, wissenschaftliche Erkenntnisse scheinbar mühelos in die Praxis einbezogen und am Ende sind alle Beteiligten dankbar für die Mühen der Ärztin, die schließlich zur Genesung des Patienten geführt haben. Ärzte sind nach diesem Verständnis stark und wissend, sie entscheiden souverän und allen Erfordernissen angemessen. Schließlich übernehmen sie die Verantwortung und stellen eigene Bedürfnisse häufig in den Hintergrund, um „zu helfen". Sie tun alles, „was in ihren Kräften" steht, sind empathisch und finden für jeden das richtige Wort.

Angehende Mediziner und junge Ärzte wissen sehr wohl, dass dieses Bild in der Realität kaum anzutreffen ist und in den Mühen des Alltags kaum etwas von diesem überhöhten Bild zu erkennen ist. Gleichwohl ist die suggestive Kraft dieses Bildes in seiner Wirksamkeit kaum zu gering zu schätzen, da nicht nur Patienten und deren Angehörige zumindest eine gewisse Entsprechung erwarten, sondern auch die Gefahr besteht, sich selbst und die Wirkung des eigenen Handelns unbewusst an diesem Bild zu messen. In der Praxis des Berufsanfängers bedeutet dies, dass, wie in diesem beschriebenen Fallbeispiel, der Alltag wenig mit der eigenen Vorstellung seines Berufes zu tun hat und man Tag für Tag mit einer Situation konfrontiert ist, die wenig befriedigend bis frustrierend ist. Die Misserfolge scheinen zu dominieren, das eigene Wissen nicht ausreichend zu sein und die unzureichende personelle und sachliche Ausstattung der Abteilung trägt ebenfalls nicht zur Aufhellung der Stimmung bei. Die Angehörigen der verstorbenen Patientin machen Sie verantwortlich, man droht mit rechtlichen Konsequenzen. Die Bereitschaftsdienste rauben einem die Kräfte, und auch im Kollegium gibt es immer wieder Auseinandersetzungen. Diese Aufzählung ließe sich weiterführen.

❯ Bitte rechnen Sie fest mit dem Auftreten dieser „Anfängerdepression" in der einen oder anderen Form und nehmen Sie die Hilfe von Kollegen oder professionelle Hilfe in Anspruch!

Entscheidend ist es, diesen Prozess richtig zu verstehen als eine Anpassung zum einen an die schwierige berufliche Realität, zum anderen als Adaption des eigenen Selbstverständnisses an den beruflichen Alltag. Da dies selten ohne Reibungsverluste in Form von einer gewissen Desillusionierung in Kombination mit einer erheblichen Arbeitsbelastung einhergeht, ist ein konstruktiver Umgang mit dieser Problematik erforderlich.

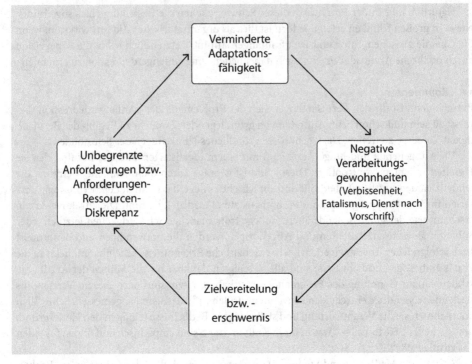

◘ Abb. 3.1 Circulus vitiosus des Zusammenspiels von hohen Anforderungen, begrenzten Ressourcen und Zielfrustration (Adaptiert nach Zwack 2013)

Exkurs Resilienz
Eine differenzierte und auf den ärztlichen Beruf zugeschnittene Form der Adaptation hat J. Zwack in ihrem Buch über **Resilienz** beschrieben (Zwack 2013). Der Begriff leitet sich vom Lateinischen „resilire = zurückspringen, abprallen" ab und bezeichnet eine Art von Elastizität, d. h. die Fähigkeit, trotz Belastungen in die ursprüngliche Form und Position zurückzukehren. Übertragen auf die soziale menschliche Situation bedeutet dies, mit schweren Traumata, Stressoren und Dauerbelastungen umgehen zu können, ohne Schaden zu nehmen oder krank zu werden. Es handelt sich also um eine gewisse psychische Widerstandsfähigkeit in einem Prozess der Bewältigung. Die dazu notwendige seelische Elastizität ist abhängig von individuellen Faktoren wie: physische Konstitution, syntones Temperament und ausgeglichene Emotionalität, soziale Intelligenz und adäquate Kommunikationsfähigkeit. Zu diesen sog. inneren Ressourcen kommen als äußere Faktoren das private und soziale Umfeld, die materielle Sicherheit und die professionelle Unterstützung hinzu, wenn sie der positiven Entwicklung dienen. So gesehen handelt es sich bei der **Resilienz** immer um einen Prozess, bei dem der Betroffene auf der Basis seiner Konstitution lernt, sich mit konkreten Stresssituationen auseinanderzusetzen bzw. diese zu überwinden, um zu einer professionellen Befriedigung und Wirksamkeit im Beruf zu gelangen.
Im negativen Fall führen entsprechend des Circulus vitiosus in ◘ Abb. 3.1 und des Anforderungs-Ressourcen-Modells von Becker (zit. nach Spitzer 2013) erhöhte Anforderungen im Zusammenspiel mit begrenzten Ressourcen zu Schwierigkeiten beim Erreichen des Ziels, dann zu unangemessenen Reaktionen im Einzelfall wie Verbissenheit, Resignation, Dienst nach Vorschrift u. ä. und schließlich zu weiter begrenzten individuellen Ressourcen und generellen Minderadaptation. Die besagten Anforderungen können dabei extern wie z. B. durch berufliche Aufgaben oder Erwartungen des Umfeldes oder intern wie z. B. durch eigene überhöhte Ansprüche verursacht sein. Die mangelnden Ressourcen wiederum können extern durch begrenzte berufliche Gestaltungs- und Handlungsspielräume oder mangelnde materielle Absicherung oder intern durch die eigene psychophysische Konstitution bedingt sein. Am Ende stehen eine stärkere Imbalance von Anforderungen und Ressourcen und das mögliche Versagen auch bei geringeren Anforderungen bzw. bei Chronifizierung ein Burnout-Syndrom (vgl. ► Fall 4 dieses Kapitels). Ein ähnlicher negativer Zirkel ist auch umgekehrt und in andere Richtungen denkbar.

- **Fall 3: Der erste Notarzteinsatz oder die Reflexion über das ärztliche Versagen**
- - **Fallschilderung**

Im Rahmen der Anästhesieausbildung spielte die Beherrschung der medizinischen Notsituationen eine wesentliche Rolle. Das bedeutete, dass man auch als Assistenzarzt zu Notfalleinsätzen verpflichtet war, anfangs unter Supervision eines erfahrenen Facharztes und später in überwiegend eigener Verantwortung. Selbstverständlich hing die Zusammenstellung des Notfallteams nicht nur vom formalen Dienstplan ab, sondern war von der Schwere des zu erwartenden Ereignisses abhängig. So war ich sehr froh, dass mich eines Tages ein sehr profilierter Anästhesist begleitete und damit den Einsatz leitete, als uns die Aufforderung erreichte, bei einem Autobahnunfall mit mehreren Verletzten zu helfen. Wie immer bei solchen Gelegenheiten rasten wir in zwei Wagen mit Blaulicht und Martinshorn durch die Stadt, um die nicht ganz naheliegende Autobahn zu erreichen. Wie immer stellte sich ein nicht angenehmes Kribbeln in der Magengegend ein, und die in Eile genommenen Kurven verursachten mehr Schwindelgefühl als sonst. Wie immer stellte sich mir die Frage, ob ich für diese Art von Einsätzen genügend ausgebildet sei und die nötige Abgeklärtheit besäße, die Notsituation zu beherrschen. Wie immer dominierten Zweifel und Ungewissheit über die zu erwartende Konstellation am Unfallort.

Dort angekommen bot sich ein für mich unübersichtliches Bild: Es gab vier unterschiedlich stark Verletzte, von denen zwei bewusstlos am Boden lagen. Mit wenigen aber bestimmten Worten machten wir den beiden weniger Schwerverletzten klar, dass wir sie trotz ihrer Beschwerden jetzt nicht versorgen könnten, sondern dass sie auf die nachfolgenden Wagen warten müssten, die wir ordern ließen, und wandten uns unverzüglich den beiden Bewusstlosen zu. Noch ehe ich mich richtig orientiert hatte – ich wollte gerade meinen neurologischen Untersuchungshammer hervorziehen und nach allen Regeln der Neurologie untersuchen – war mein Kollege schon mit der ersten Orientierung fertig und entschied ohne Widerspruch zu dulden, dass ich mit dem einen Schwerkranken auf dem schnellsten Wege ins Krankenhaus zu fahren hätte. Die Sanitäter gehorchten seiner Entscheidung ohne Umschweife und beorderten mich mit Intubationsbesteck und Beatmungsbeutel in den Wagen. Erst jetzt konnte ich einige flüchtige neurologische Untersuchungen durchführen und neben sich weitenden Pupillen ein tiefes Koma und eine sehr flache Atmung diagnostizieren. Sofort stieg sie wieder auf, die Angst vor dem Versagen und die Sorge, den Patienten nicht lebend ins Krankenhaus bringen zu können. Wir fuhren los, aber schon nach wenigen Kilometern setzte die Atmung aus, und ich ließ nach einigen nicht ausreichenden Versuchen der Stabilisierung mit Atemmaske und -beutel den Wagen halten, um intubieren zu können. Der 1. Versuch misslang; ich landete mit dem Tubus im Magen, was ich am typischen Geräusch erkennen konnte. Meine Aufregung stieg fast ins Unermessliche: Ich durfte nicht versagen! Ich musste den Atemschlauch richtig platzieren! Mit Mühe gelang der 2. Versuch, und ich schaffte es, Luft in die Lungen zu blasen. Eilig ließ ich weiterfahren und kam erschöpft, aber zufrieden, im Krankenhaus an. Hier wich die Freude über den Erfolg der Intubation jedoch dem lähmenden Entsetzen. Der Schwerverletzte war nach dem Umlagern tot, und der konsekutive Herzstillstand trotz Wiederbelebungsmaßnahmen nicht mehr zu beheben. Entmutigt und einsam schlich ich über die dunklen Kellerflure der Notaufnahme zu meinem Arbeitsplatz.

❓ Was hatte ich falsch gemacht: Hatte ich die Intubation nicht regelrecht ausgeführt? – Oder hatte ich mich zu lange damit aufgehalten? – Hätte ich nicht lieber die Maskenbeatmung fortsetzen sollen? – Wann war der Herzstillstand eingetreten? – Hatte ich ihn vielleicht während der Fahrt übersehen?

Tausend Fragen schossen durch meinen Kopf und ließen mich auf das eigentlich nötige Mittagessen verzichten. Ich vermied Kontakte und Auskünfte bei der Rückkehr auf die Intensivstation. Am Nachmittag traf ich dann eher zufällig meinen Kollegen vom Notfallwagen, um mich mit ihm auszutauschen. Ich berichtete ihm wahrheitsgemäß über mein trotz der erfolgreichen Intubation erlebtes Versagen. Er tröstete mich in einer verblüffend nüchternen Art: Für ihn sei der Fall schon am Unfallort klar gewesen. Da er sich aufgrund seines kurzen Eindrucks sicher war, dass dieser Verletzte so schwer betroffen war, dass er wahrscheinlich nicht überleben würde, habe er mich mit der Rückfahrt beauftragt und seine Bemühungen auf den zweiten Bewusstlosen gerichtet, um diesen zu retten. Ich war so perplex über seine glasklaren Äußerungen, dass sich die Erleichterung darüber erst später einstellen konnte. Ein paar Tage danach bestätigte sich seine Einschätzung durch die Autopsie, die eine schwere traumatische Massenblutung als Todesursache feststellte.

■■ Kommentar

Als medizinischer „Anfänger" ist man leicht mit Versagensängsten und Selbstzweifeln konfrontiert. Es fehlt die Routine, um eine schnelle Einschätzung einer Situation leisten und sich entsprechend verhalten zu können. Aufregung dominiert und der Wunsch, „alles richtig" zu machen, führen leicht zu einer Verkrampfung. Häufig besteht die Neigung, alle Vorfälle auf sich selbst und mögliche eigene Fehlleistungen zu beziehen. Der Tod eines Patienten ist dann leicht Anlass, an eigenen Fähigkeiten zu zweifeln und Schuldgefühlen ausgeliefert zu sein. Das sich im Verlauf des Studiums allmählich einstellende Gefühl, die Sache im Griff zu haben, erweist sich schnell als trügerisch.

Die Realität scheint meilenweit von der Theorie entfernt zu liegen, ohne dass man explizit auf diesen Übergang vorbereitet worden wäre. Der erste Einsatz in einem Notarztwagen hat nach dem eigenen Gefühl nichts mit dem Erlernen der Theorie zu tun. Man ist mit Situationen konfrontiert, auf die man nicht unmittelbar vorbereitet war und auf die es wahrscheinlich auch keine Vorbereitung gibt.

Auch für diesen Fall gilt das im ▶ Kommentar zu Fall 2 dieses Kapitels unter dem Stichwort „Resilienz" Gesagte. Gerade in der Auseinandersetzung mit erheblichem Stress eines zeitlich und inhaltlich anstrengenden Berufs oder wie in unserem Fall dem subjektiv erlebten Versagen ist es eminent wichtig, auf einer Fülle guter Gewohnheiten und vernünftiger Entscheidungen aufzubauen, die einem eine solche Resilienz ermöglichen. Im vorliegenden Kasus scheint der kollegiale Kontakt der entscheidende Faktor bei der Bewältigung der Situation gewesen zu sein. Auf der einen Seite hatte der junge Arzt seine Kompetenzgrenzen erkannt und die Vorentscheidung des erfahrenen Kollegen sofort akzeptiert, auf der anderen Seite war später dieser seinem jungen Kollegen nicht belehrend, sondern ermutigend entgegengetreten. Offenbar verband beide schon vorher eine adäquate Kollegialität, die es dem Unerfahrenen ermöglichte, die eigene Unsicherheit und mangelnde Kompetenz zu erkennen und quasi nonverbal um Hilfe zu bitten. Auf dieser Basis gelang es dem unerfahrenen Arzt, das stressfördernde Gefühl des Versagens zu überwinden. An dieser Stelle ist vor allem auf die weichenstellende Bedeutung des ersten Arbeitsplatzes nach dem Studium und die Bedeutung des offenen aktiven kollegialen Gesprächs hinzuweisen.

Eine andere Form der Überwindung von überbordenden Stressoren ergibt sich aus einer **ritualisierten Psychohygiene:** Hier erweisen sich sowohl **individuelle** als auch **institutionalisierte Ritualisierungen** als äußerst hilfreich. Für erstere ist der persönlichen Phantasie keine Grenze gesetzt: Seien es regelmäßig eingeübte Formen wie bestimmte Sport-, Fitness- oder Yoga-Aktivitäten oder Ad-hoc-Formen wie das Hören eines bevorzugten Musikstücks, das längere Verharren im Auto oder einem beliebten Platz, um zur Ruhe zu kommen, das ritualisierte Genießen einer Tasse Tee oder Kaffee oder ein kurzer oder längerer Lauf oder Spaziergang. Es wird sich immer die Form mehr bewähren, die man auch schon in anderen Situationen praktiziert hatte. Institutionalisierte Riten lassen sich am besten in Weiterbildungen integrieren, sei es in der mehr zwangloseren Form von Qualitätszirkeln oder Balint-Gruppen oder in einer fachlichen Weiterbildung. Allerdings wird sich hier der für eine gute Verarbeitung der Erlebnisse nötige kurze Zeitabstand zum Ereignis selten realisieren lassen.

- **Fall 4: Das Burnout der jungen Kollegin oder die falsche Reaktion des Teams**
- ■ **Fallschilderung**

Als ich im Verlauf meiner späteren Karriere die Aufgabe bekam, eine kleine neurologische Abteilung in einem Allgemeinkrankenhaus zu gründen, gab es noch den sog. AiP, den Arzt im Praktikum, der zwar regulär ärztlich tätig sein konnte, aber zu seinen Entscheidungen immer eine besondere fachärztliche Absicherung benötigte, und der auch eine entscheidend schlechtere Bezahlung erhielt. Da schon damals die Ressourcen im Krankenhausbereich sehr begrenzt waren, wurden wir durch die Verwaltung dazu angehalten, solche Arztstellen zu besetzen. Die Aufgabe war ja nicht unattraktiv, weil auf diese Weise gesichert war, dass immer eine gewisse Anzahl von Berufsanfängern in den Abteilungen ausgebildet wurde, von denen dann die meisten dort für ihre Facharztausbildung verblieben.

Auch wir hatten eine solche AiP-Stelle zugeteilt bekommen und mit einem Kollegen eine gute Zusammenarbeit gehabt, bei dem aber aus familiären Gründen ein Wechsel notwendig geworden war. So mussten wir einen neuen AiP einstellen. Da die Einstellung aus Gründen der Dienstplanbesetzung unverzüglich erfolgen sollte, hatten wir uns ohne viel Vorbereitung für eine junge Frau entschieden, mit der die Oberärztin schon in einem anderen Krankenhaus zusammengearbeitet hatte, als die Bewerberin dort noch Sprachtherapeutin war. Damals hatte sich eine Freundschaft zwischen beiden entwickelt, die mir für die neue Aufgabe eher günstig schien, sodass ich ohne Umschweife zustimmte.

Die junge Kollegin war als fleißig und äußerst motiviert beschrieben worden, was sich durchaus bestätigte. Schon am Anfang konnte ich feststellen, dass sie sehr akkurat arbeitete und jede kleinste Entscheidung perfekt vorbereitete. Das führte bei den großen Visiten oft zu ungewöhnlichen Verzögerungen, die ich aber wegen ihrer Neigung zu perfekter Präsentation der Fälle gern tolerierte, schon um manch anderem Kollegen zu demonstrieren, wie beispielhaft die Fallbearbeitung der jungen Ärztin war. Was ich dabei nur unvollständig oder bestenfalls als übertriebenen Einsatz einer Anfängerin registrierte, war, dass sie ihre Arbeit mit einem zeitlichen Aufwand betrieb, der kaum zu vertreten war. Auch bemerkte ich nicht, dass sich der Kontakt zu der ursprünglich befreundeten Oberärztin verschlechtert hatte und auch die anderen Ärzte der Abteilung sie mit Misstrauen betrachteten. Vor allem war mir entgangen, dass sie in der Schwesternschaft wegen ihres ungebührlichen Tonfalls und ihrer wenig konsistenten Anweisungen abgelehnt wurde. Retrospektiv wurde mir auch deutlich, dass sie bei der Bewältigung ihrer Aufgaben in der Notaufnahme wegen ihrer umständlichen und wenig entscheidungsfähigen Art nicht sehr geschätzt war. Als sich der Konflikt um sie zuspitzte, sah ich ihn nur aus meiner Perspektive im Sinne einer Neiddebatte seitens der Abteilung, da sie sich zu offensichtlich besonders gut bei ihrem Chef präsentieren wollte. Ihr Leiden begann mit einer Krankschreibung wegen einer Magenschleimhautentzündung. Nach ihrer Rückkehr in den Dienst verstärkte sich die jetzt nicht nur hinterrücks spürbare, sondern nun sichtbare Ablehnung in der Abteilung. Sie erhöhte ihren fachlichen Einsatz, war meist noch bis nach 20 Uhr auf der Station und quälte uns bei den Besprechungen mit randständigen Differenzialdiagnosen,

3

zeitaufwendigen Vorschlägen und den neusten wissenschaftlichen Spitzfindigkeiten. Gleichzeitig klagte sie mir gegenüber zunehmend über den unerträglichen Arbeitsanfall, kapselte sie sich weiter ab und kommunizierte immer weniger. Meine Bemühungen, sie bei den Kollegen zu stützen, schlugen weitgehend fehl. Ich erkannte auch nicht das Ausmaß der Probleme und schon gar nicht die Gefahr eines Burnouts. Als sie sich schließlich noch weiter zurückzog und letztendlich wegen einer Depression ausfiel, öffnete uns dies keineswegs die Augen, sondern verstärkte die Ablehnung. So kam es für uns damals überraschend zu einem plötzlichen Aufhebungsvertrag ohne weiteren Abschied. Alle waren zufrieden, jedoch bleibt für mich in der retrospektiven Betrachtung des Ablaufs das ungute Gefühl, an einer wichtigen Stelle versagt zu haben. Dies bestätigte sich zumindest dadurch, dass sie an ihrer nächsten Stelle in einer Rehabilitationsklinik sehr zufrieden arbeitete und in relativ kurzer Zeit nach ihrer Facharztprüfung Oberärztin wurde.

▪ ▪ Kommentar

Das Gelingen der Integration junger Kolleginnen und Kollegen in ein bestehendes Team kann deshalb erschwert sein, weil Ärzte nicht auf Anforderungen der Personalführung vorbereitet wurden. Weder wird auf die Klippen der Kommunikation zwischen Medizinern und Pflegepersonal noch auf Fragen der Positionierung im Team vorbereitet. Die leitenden Mitarbeiter, Chefarzt und Oberärzte, haben zwar in der Praxis Erfahrungen in der Führung von Abteilungen erworben, verfügen jedoch nicht über eine entsprechende Ausbildung im Kommunikations- und Konfliktmanagement. Zudem sieht man diese Fragen häufig als wenig relevant an, da der Fokus auf die fachliche Leitung gerichtet ist und der „Rest" gewissermaßen nebenbei läuft. Es bleibt also mehr oder weniger dem Zufall überlassen, wie die Integration gelingt und wie die Kollegen auf „die Neue" oder „den Neuen" reagieren. Wie dieses Beispiel zeigt, ist es leicht, durch eine falsche Diktion die Krankenschwestern oder durch umständliche Kommunikation die Kollegen gegen sich aufzubringen. Die junge Kollegin hat sich – wahrscheinlich zu Recht – abgelehnt gefühlt und versuchte, durch eine besondere Einsatzbereitschaft, sich die Gunst der Kolleginnen und Kollegen zu erarbeiten. Dies ging vollends schief und führte letztlich dazu, dass die Kollegin Symptome eines Burnouts entwickelte, da sie durch besondere Leistungen glänzen wollte und sich immer mehr anstrengte, um endlich Erfolg zu haben. Die Geschichte endete mit einer Trennung und gleichwohl mit einem Happy End, weil sie in einer anderen Abteilung Erfolg hatte und Karriere machte.

Es kann vermutet werden, dass das berufliche Scheitern von jungen Medizinern wie in diesem Fall häufig vorkommt und zu hohen persönlichen und auch wirtschaftlichen Verlusten führt. Der, wie sich später zeigte, kompetenten Kollegin war es nicht gelungen, sich trotz intensiver Bemühungen in ein Team zu integrieren. Dies kann nicht nur als ihr persönliches Scheitern betrachtet werden, sondern muss als Scheitern eines ganzen Teams begriffen werden, dem es nicht gelungen ist, der Kollegin „Türen zu öffnen". Wie leicht hätte es passieren können, dass sich die ersten Symptome eines „Burnouts" hätten verfestigen und der Karriere der jungen Medizinerin schaden können. Das Verständnis, dass es zu den Aufgaben eines Teams (einer Abteilung) und der Leitung gehört, eine optimale Integration neuer Mitarbeiter und deren kompetenter Begleitung zu gewährleisten, ist kaum ausgeprägt. Letztlich fühlt sich für diese Aufgabe niemand strukturell zuständig, sodass es häufig das persönliche Verdienst leitender Ärzte bleibt, hier aktiv zu werden und das Schlimmste zu verhindern.

Exkurs Stress und Burnout-Phänomen

Stress stellt eine akute Notfallreaktion des Körpers dar, bei der es zur Ausschüttung von Cortisol, einem Hormon der Nebennierenrinde und Adrenalin, einem Hormon des Nebennierenmarks, kommt. Der damit verbundene Anstieg von Puls, Blutdruck und Blutzuckerspiegel dient dem Organismus dazu, im Notfall extreme Höchstleistungen zu vollbringen und die Gefahr durch Kampf oder Flucht zu überwinden. Demgegenüber werden durch die Stresshormone Verdauungs- und Wachstums- sowie Fortpflanzungsfunktionen herunterreguliert. Dieser Vorgang ist jedoch nur in der Akutsituation sinnvoll und gesund und verliert seine Bedeutung oder wendet sich ins Krankhafte, wenn der Stress chronisch vorkommt oder als andauernd empfunden wird. Denn Stress ist nicht nur von den objektiven Gegebenheiten, sondern vor allem vom subjektiven Empfinden abhängig. Aus Untersuchungen an Menschenaffen wissen wir, dass eine hohe soziale Stellung in einer stabilen Gruppe mit niedrigerem Cortisolspiegel und Angstpegel einhergeht als ein untergeordneter sozialer Status. Dieser Sachverhalt wendet sich bei Kampf und Unsicherheit sowie fehlender Kontrolle ins Gegenteil. Amerikanische Untersuchungen an Menschen erbrachten, dass Führungskräfte, die überwiegend männlich waren, eine bessere Ausbildung sowie ein höheres Einkommen besaßen, einen eher niedrigeren Cortisolspiegel und ein geringeres Angstniveau verzeichneten als Nicht-Führungskräfte. Allerdings scheinen diese Faktoren von dem Ausmaß an erlebter Kontrolle in der sozialen Situation und vom Verhältnis von indirekt gegenüber direkt Unterstellten abhängig zu sein, d. h. im Gegensatz zu einem Führungsrang mit vielen Beaufsichtigungen und Kontrollpflichten wirken Autorität und Autonomie einer Führungskraft verbunden mit sozialer Kompetenz eher stressmindernd und seelisch ausgleichend (Spitzer 2013).

Unter einem **Burnout-Phänomen** versteht man ein Symptombündel, welches in den letzten Jahren zunehmend in den Kommunikationsmedien diskutiert wird, sodass manche Autoren von einer Burnout-Hysterie sprechen. Prinzipiell wurde das Burnout-Phänomen als ein Problem der Arbeitswelt beschrieben, welches der Psychoanalytiker Herbert Freudenberger in den 70er-Jahren als Folge beruflicher Überforderung beschrieb. Sozialpsychologisch lässt es sich als ein Zustand der totalen Erschöpfung bei zunehmender Distanziertheit von der Arbeit und verringerter Arbeitsleistung definieren. Nicht zuletzt aufgrund der Medienpräsenz wird ein Burnout in der Öffentlichkeit heute häufig mit jeglicher psychischer Krise oder Erkrankung und besonders mit Depression im Rahmen der Arbeitsüberlastung gleichgesetzt und erlebt damit einen schwerwiegenden Bedeutungswandel, der in einer Gleichsetzung mit einer Krankheit mündet. In verbindlichen Diagnosekriterien wie der ICD-10 der Weltgesundheitsorganisation ist eine Burnout-Erkrankung allerdings nicht aufgeführt (Berger et al. 2012).

Bei der Entwicklung des Burnout-Syndroms spielen sowohl arbeitsplatzbezogene als auch individuelle Faktoren wie Persönlichkeit und Lebensstil eine prägende Rolle: So kennzeichnen nicht zu bewältigender Arbeitsanfall und ungenügende Anerkennung der Arbeit durch Vorgesetzte bei schlechtem Arbeitsklima die Arbeitswelt des Betroffenen, während Perfektionismus, Selbstüberschätzung, mangelnde Qualifikation und verminderte Stresstoleranz in der eigenen Person den Boden für einen Risikozustand wie das Burnout bilden. Die sich nachfolgend entwickelnden psychischen Krankheiten sind vorwiegend Depressionen, Angst- und Abhängigkeitserkrankungen, wogegen im körperlichen Bereich Tinnitus, chronische Schmerzsyndrome und Hypertonien dominieren. Neben diesen Folgezuständen ist aber festzuhalten, dass frühere psychische Krankheiten genauso wie körperliche, z. B. Infektions- und Tumorerkrankungen, Multiple Sklerose u. a. wesentliche Risikofaktoren für ein Burnout darstellen können. So steht der diagnostizierende Mediziner vor der wichtigen Aufgabe, nicht nur die Arbeitswelt zu analysieren, sondern auch Grund- und Folgeerkrankungen zu differenzieren. Für medizinische Berufe gilt, dass die hohe Arbeitsbelastung, der zunehmende Zeitdruck, die Überhäufung mit diversen Verantwortlichkeiten im Rahmen der Administration und die sehr hohe Betreuungsfrequenz Konflikte am Arbeitsplatz verursachen können, die besonders bei sog. dialogorientierten Hightouchdisziplinen häufiger zum Burnout führen als bei technisch orientierten Hightechdisziplinen. Auf wichtige schützende Faktoren wie eine gute Organisation, gegenseitige Wertschätzung der Arbeit, angemessenen Lohn, fairen Umgang im Alltag und weitgehende Arbeitsplatzsicherheit sollte gerade in medizinischen Institutionen geachtet werden.

Zusammenfassend darf aber bei aller Verwirrung, die der Begriff Burnout mit sich bringt, festgehalten werden, dass zumindest für die Berufsgruppen der Neurologen, Psychiater und Psychotherapeuten die Bezeichnung dieses Syndroms die Hemmschwelle für die Patienten wesentlich senkt und ihnen so den Zugang zu einer wissenschaftlich fundierten Diagnostik und Therapie ermöglicht (Kratzer 2012).

■ Fall 5: Die verweigerte Lumbalpunktion als Noceboantwort

■■ Fallschilderung

Auch kleinste diagnostische Eingriffe stellen manchmal eine große Herausforderung für den untersuchenden Arzt dar, wenn der Patient nicht die gewünschte Einsicht und Kooperation zeigt. Das konnten wir spätestens feststellen, als eine 18-jährige Patientin unter dem Verdacht auf eine Meningitis notfallmäßig eingewiesen wurde.

Es handelte sich um eine hübsche, sehr behütet aufgewachsene, aber intellektuell eher einfach strukturierte junge Frau, welche von ihren offensichtlich sehr besorgten Eltern ins Krankenhaus gebracht wurde, obwohl sie sich allem Anschein nach trotz der Beschwerden in einem guten Zustand befand. Die kurze Befragung der Eltern ergab, dass sie von dem behandelnden Kinderarzt auf das Schlimmste vorbereitet waren und eine Hirnhautentzündung erwarteten. Schon die Ankündigung der dazu notwendigen diagnostischen Maßnahmen wie z. B. der Lumbalpunktion versetzte sie in Panik, da ihre Tochter sehr sensibel sei und man ja schon von schlimmen Verletzungen gehört hätte, die bei einer Lumbalpunktion auftreten könnten. Wir konnten sie beruhigen, sodass sie sie mit Vertrauen in unsere Obhut gaben. Nach den eilig erledigten Voruntersuchungen, die keine besorgniserregenden Ergebnisse brachten, übernahm ein junger, aber durchaus erfahrener Kollege die Aufgabe der Punktion, die erfahrungsgemäß bei Kindern und jungen Menschen meist einfach und schnell zu erledigen ist. Nach einigen Minuten kehrte er jedoch völlig entnervt zurück, da die Patientin die Punktion verweigert hatte.

? Was war geschehen?

In Anbetracht der als etwas kompliziert wirkenden Patientin hatte er sich große Mühe bei der Aufklärung gegeben und vorsorglich und eindrücklich auf die zu erwartenden Schmerzen hingewiesen. In mitfühlenden Äußerungen hatte er den „stechenden" Schmerz erwähnt und sie zum „Zusammenbeißen der Zähne" aufgefordert, wenn es „wehtun" würde. Auf diese Weise hatte er die junge Patientin in eine Diskussion verwickelt, an deren Höhepunkt er ihr sogar eine lokale Betäubungsspritze anbieten musste. Diese Entscheidung hatte sie dann vollkommen überfordert und als er schließlich mit dem Lokalanästhetikum einstechen wollte, hatte sie sich mit einem Schmerzensschrei abgewandt und jegliche weitere Intervention abgelehnt.

? Was sollten wir tun?

Die Untersuchung konnten wir nicht absetzen, da es sich bei der Lumbalpunktion um eine relevante diagnostische Maßnahme zur Abklärung einer Meningitis handelte und die Indikation zur Punktion schon ambulant angebahnt worden war. Die Eltern zurückzuholen schien uns ebenfalls schwierig, weil es zu viel Zeit gekostet hätte und das Ehepaar unserem Eindruck nach wenig dazu beigetragen hätte, die Tochter von der Notwendigkeit der Untersuchung zu überzeugen. Ein Eingriff in Narkose wäre nach unserer Einschätzung eine völlig überzogene Maßnahme und ohnehin an die Zustimmung der Patientin gebunden gewesen. Offenbar hatte ja bei der Patientin eine negative Suggestion stattgefunden, die durch den ambulanten Kinderarzt begonnen hatte, durch die Eltern aufrechterhalten worden war und die unser Kollege durch seine sorgfältige und ins Detail gehende Vorbereitung zur Eskalation gebracht hatte. So blieb als letzter Ausweg nur, den Eingriff in einer überrumpelnden Schnelligkeit zu erledigen, nachdem wir die Patientin mit einer Kurzinformation zur Zustimmung gedrängt hatten. Zur Durchführung nahm ich mir die schon von ihrer Statur her sehr dominante, aber auch mütterlich wirkende Stationsschwester als Assistentin mit und punktierte ohne längere Ansage und vorherige Anästhesie mit Erfolg, eine erleichterte und sogar ein wenig glückliche Patientin zurücklassend. Wie vom klinischen Eindruck zu erwarten war, bestätigte die Analyse des Hirnwassers nicht die Verdachtsdiagnose einer Meningitis, sodass wir die junge Patientin nicht stationär behandeln mussten.

Ich habe übrigens nach dieser Erfahrung die Lokalanästhesie vor der Lumbalpunktion ganz und gar aufgegeben, da sie mir eher geeignet schien, den Eingriff zu verlängern, als Schmerzen zu mindern.

▪▪ Kommentar
Die negative Wirkung einer Intervention wird häufig als Noceboeffekt bezeichnet und bildet gewissermaßen das Gegenstück zu dem bekannteren Placeboeffekt. In beiden Fällen ergibt sich eine erkennbare Wirkung aus einer Suggestion bzw. Autosuggestion. Der Placeboeffekt entfaltet eine positive Wirkung bekanntlich dann, wenn ein wirkstoffloses „Medikament" dem Patienten mit dem Hinweis verabreicht wird, es handle sich um ein Präparat mit einem wirkungsvollen Inhaltsstoff. Die Wirkung, die dabei entfaltet werden kann, resultiert aus dem psychologischen Effekt der Erwartungshaltung des Patienten. Welche Vorgänge einen psychologischen in einen messbaren physiologischen Effekt transformieren, ist kaum schlüssig nachzuweisen, doch gibt es an der Existenz dieses Phänomens kaum Zweifel. Am ehesten erinnert dies an Beschreibungen der Handlungen von Schamanen und Heilern, die ohne nachweisbare naturwissenschaftliche Interventionen einen positiven gesundheitlichen Effekt bewirken können. Maßgeblich scheint dabei die Selbstwahrnehmung des Patienten und vor allem das hohe Vertrauen in die „Kunst" desjenigen, dem die Autorität zu heilen zugesprochen wird. Wenngleich die moderne Medizin mit der modernen Diagnostik und den hoch entwickelten Behandlungsmethoden sich kaum auf diese Ebene begeben mag, so ist doch die **unterstützende** Kraft des Vertrauens in die Autorität des Mediziners kaum hoch genug zu bewerten. Der Patient begibt sich in seinem Empfinden auch in der modernen Medizin in die Obhut eines Menschen, dem man aufgrund seiner Ausbildung und Funktion die Fähigkeit zuschreibt, „helfen" und „heilen" zu können, um den Patienten so aus einer existenziell schwierigen Situation zu befreien. Dies kann zu einer sehr hohen Erwartungshaltung führen, jede Äußerung des Mediziners wird hoch gewichtet, jedes Wort auf die Goldwaage gelegt. Gelingt es, dieses Vertrauen in der Kommunikation mit dem Patienten aufzubauen, ist dies eine gute Grundlage für eine gelungene Behandlung und erhöht die Heilungschancen. Gelingt dies weniger oder nicht, kann die hohe Erwartung umschlagen und einen negativen Effekt bewirken. Man spricht dann von dem **Noceboeffekt.**

Der junge Mediziner hat sich in diesem Beispiel im Prinzip korrekt verhalten und die Patientin wahrheitsgemäß darauf hingewiesen, dass mit dem Eingriff auch größere Schmerzen verbunden sein können. Allerdings hat er diese Möglichkeit nach dem Empfinden der Patientin offenbar so in den Vordergrund gerückt, dass sie schon bei der Vorstellung, der Eingriff könne Schmerzen verursachen, in Panik geraten ist. Diese Patientin war aufgrund ihrer besonderen Situation offenbar besonders stark sensibilisiert für die Aussagen des Arztes und hat bereits die Möglichkeit des Schmerzes als extrem beunruhigend empfunden.

In diesem Zusammenhang sind noch weitere Konstellationen vor allem in schwierigen Arzt-Patienten-Beziehungen möglich, in denen der Noceboeffekt eine Rolle spielt. Es können dann, wenn der Patient sich als schwierig und/oder anspruchsvoll erweist, latente und in der Regel unbewusste Aggressionen seitens des Mediziners entstehen, der dann intuitiv dem Patienten die zu erwartenden Schmerzen besonders plastisch ausmalt, um sich gewissermaßen für die vorangegangenen Spannungen zu revanchieren. Sich dieses Impetus zu erwehren, kann durchaus schwierig sein, zumal es manchmal nur mit Mühe gelingt, auf der rein fachlichen Ebene zu bleiben und den möglicherweise durch den Patienten verursachten Ärger vollständig auszublenden. Ähnlich gelagert sind Fälle, in denen Mediziner (ebenfalls intuitiv bzw. unbewusst) versuchen, die Kooperationsbereitschaft von Patienten dadurch zu verbessern, dass die

Schilderungen zu erwartender starker Schmerzen einen gewissen Regressionszustand des Patienten bewirken sollen, um die Behandlung zu vereinfachen. Der Patient erfährt sich dadurch in einer stärkeren Abhängigkeit und soll sich besser auf die Behandlung einlassen können bzw. dem behandelnden Arzt ein höheres Maß an Kompetenz zusprechen. Einzig der Arzt ist in dieser Situation derjenige, der ihn wieder aus der Situation befreien soll. Nicht zuletzt kann die Übersteigerung der Schilderung zu erwartender negativer Auswirkungen auch die relative Leistung des Arztes nach überstandener Situation in einem noch besseren Licht erscheinen lassen. Die zuletzt beschriebenen Vorgänge sind selbstverständlich nicht korrekt und werden in aller Regel nicht bewusst eingesetzt.

Man kann davon ausgehen, dass eine Korrelation zwischen den hypothetisch formulierten Erwartungen des Arztes und dem realen Empfinden der Patienten besteht. Kurz gesagt, das Schmerzempfinden korreliert – bis zu einem gewissen Grad – mit der Erwartung des Schmerzes und diese wiederum mit der Formulierung des Arztes und dessen Erwartungen. Wie stark dieses Phänomen ausgeprägt ist, hängt von einer Reihe von Faktoren und vor allem der Persönlichkeit des Patienten ab. Um in jedem Fall den richtigen „Ton" zu treffen und positive Effekte der Erwartungshaltung des Patienten gegenüber dem Arzt zu evozieren, bedarf es viel Erfahrung und einer geschulten kommunikativen Fähigkeit.

Exkurs Noceboeffekte und Suggestionen
(▶ s. auch Fall 5, Kap. 4)
Noceboeffekte sind unspezifische negative Effekte einer medizinischen Handlung, sei es mit diagnostischer (diagnostische Eingriffe) oder therapeutischer Intention (Medikamentengabe, Operation oder auch Psychotherapie). Sie entstehen auf der Basis von Vorerfahrungen und Behandlungserwartungen des Patienten und durch verbale oder nonverbale Kommunikation zwischen Patienten und dem Behandelnden.

Unbeabsichtigte **negative Suggestionen**, die im klinischen Alltag unbedingt vermieden werden sollten (Häuser 2012):

Auslösen von Verunsicherung
–   „Vielleicht hilft dieses Medikament."
–   „Probieren wir mal dieses Mittel aus."
–   „Versuchen Sie, Ihre Medikamente regelmäßig zu nehmen."

Fachjargon
–   „Wir verkabeln Sie jetzt." (Anschließen an das Überwachungsgerät)
–   „Dann schneiden wir Sie in ganz viele dünne Scheiben." (Kernspinntomographie)
–   „Wir hängen Sie jetzt an die künstliche Nase." (Atemhilfe über Atemmaske)
–   „Wir haben nach Metastasen gesucht – der Befund war negativ."

Doppeldeutige Worte
–   „Dann machen wir Sie jetzt fertig." (Vorbereitung zur Operation)
–   „Jetzt schläfern wir Sie ein, gleich ist alles vorbei." (Narkoseeinleitung)
–   „Ich hole noch etwas schnell aus dem Giftschrank (Narkosemittel-Safe), dann können wir anfangen."

Negative Suggestionen
–   „Sie sind ein Risikopatient."
–   „Das tut schon immer höllisch weh."
–   „Sie sollten überhaupt nichts Schweres mehr heben. Nicht dass Sie zum Schluss noch gelähmt sind."
–   „Ihr Rückenmark ist stark eingeengt. Das Rückenmark wird abgequetscht."

Fokussierung der Aufmerksamkeit
–   „Ist Ihnen übel?" (Aufwachraum)
–   „Rühren Sie sich, wenn Sie Schmerzen haben." (Aufwachraum)

Unwirksamkeit von Verneinungen und Verkleinerungen
–   „Sie brauchen keine Angst zu haben."
–   „Das blutet jetzt mal ein bisschen."

- **Fall 6: Die rote Zunge oder das diagnostische Kreiselspiel**
- **Fallschilderung**

In einer nervenärztlichen Praxis begegnet man häufig merkwürdigen Überweisungen, die sowohl den Patienten als auch den Arzt verwirren. Als ich einmal in einer etablierten Praxis der Stadt vertreten musste, wurde mir eine junge Frau mit einer sonderbaren Fragestellung zugewiesen:

Ihr Leitsymptom war eine rote Zunge, wie sie es nannte. Wegen dieser Veränderung hatte sie sich zum Hausarzt begeben und dieser hatte sie, als seine Tinktur keinen Erfolg zeigte, an den Hautarzt weitergeleitet, der wohl seinerseits keinen besonderen hautärztlichen Befund erhoben hatte, da er sie prompt an den Rheumatologen überwies, der wiederum seitens seines Fachgebietes keine Diagnose stellen konnte. Wie sie letztendlich bei mir gelandet war, daran kann ich mich nicht mehr erinnern, zumal der Überweisungsschein nur die magere Feststellung „Neurologe" enthielt. Vermutlich hatte schon der Hausarzt eine flächendeckende Diagnostik veranlasst, da sie inzwischen auch bei einem Augenarzt und einem Hals-Nasen-Ohren-Arzt gewesen war. Überall hatte man sie sorgsam vonseiten des jeweiligen Fachgebietes untersucht, ohne aber die Zunge näher in Augenschein zu nehmen. Eine Magnetresonanztomographie (MRT) des Kopfes war ebenfalls schon von einem der Kollegen veranlasst und ein Termin vereinbart worden. Die Patientin zeigte sich in heller Aufregung wegen des zu erwartenden schlimmen Ergebnisses. Welchen Part ich nun übernehmen sollte, war mir gar nicht klar.

? Sollte ich sie als Psychiater tröstend begleiten, um sie auf das MRT-Ergebnis vorzubereiten?
– Oder sollte ich die Zunge neurologisch untersuchen, was sicher schnell getan ist, aber bei einer „roten Zunge" wenig Sinn macht?

Ich entschloss mich, mein einfachstes Handwerkszeug, nämlich die Erhebung der Krankengeschichte, anzuwenden und dann zum Äußersten, nämlich einer vollständigen neurologischen Untersuchung, zu schreiten. Meine Funktion als Psychiater sah ich schnell als erfüllt an: Die junge Frau hatte keinerlei neurotische oder psychotische Neigungen, sondern war lediglich um ihre Zunge besorgt. Dennoch erbrachte die Anamnese eine wichtige Feststellung: Ihre Beschwerden waren von Kopfschmerzen und Abgeschlagenheit begleitet, und das schienen nicht die Folgen des diagnostischen Prozedere zu sein. Auch beschrieb sie die Veränderungen an der Zunge als vom Zungenrand ausgehend. Ich schloss pflichtgemäß die neurologische Untersuchung an, nachdem ich ihr den fehlenden Zusammenhang zu ihrer „roten Zunge" erläutert hatte. Der Befund war völlig unauffällig, und auch die Zunge war regelrecht innerviert. Dennoch gelang es mir nicht, ihr die Angst zu nehmen. Als sie schon fast im Türrahmen stand und ich ihren ratlosen Blick sah, der mir verriet, dass sie über das erneut fehlende diagnostische Ergebnis enttäuscht war, bat ich sie zurückzukommen, um mir die Zunge gründlich von allen Seiten anzuschauen. Meine Überraschung war groß, da ich am unteren Zungenrand, den ich vorher bei meinen neurologischen Tests nicht inspiziert hatte, im Rahmen der Rötung kleine Bläschen, sog. Aphten, entdeckte, die normalerweise Ausdruck einer relativ harmlosen Virusinfektion sind. Somit war auch der Zusammenhang mit den geklagten Kopfschmerzen schnell erklärt, und die Patientin verließ entspannt und zufrieden die Praxis.

- **Kommentar**

Die Konzentration verschiedener Fachgebiete auf ihre besonderen Methoden der Anamnese und Untersuchungen führt bei einem unspezifischen Krankheitsbild in manchen Fällen zu einem regelrechten Dilemma. Niemand kann bei den Untersuchungen etwas finden, das dem jeweiligen Fachgebiet eindeutig zugeordnet werden kann. Die Systematik des Arztberufes mit seiner hohen fachlichen Spezialisierung, die einerseits eine Folge der Komplexität der menschlichen Gesundheit und andererseits Folge der Entwicklung der Medizin mit einem immer umfassender werdenden fachspezifischen Wissen ist, führt häufig dazu, dass per Ausschlussverfahren gearbeitet werden muss. Patienten mit einer Symptomatik, die nicht eindeutig zuzuordnen ist, werden zunächst vom Hausarzt und anschließend von den Fachärzten an das Fachgebiet weitergeleitet, dem diese am ehesten zugeordnet werden könnte. Dieses Verfahren ist letztlich kaum zu vermeiden, da dem eigenen Fachgebiet Grenzen gesetzt sind und ausgeschlossen werden muss, dass eine schwerwiegende Erkrankung vorliegt, die mit eigenen fachspezifischen Mitteln nicht erkannt werden kann. In diesem Fall musste die Patientin eine Vielzahl von Untersuchungen über sich ergehen lassen, die gleichwohl zu keinem klaren Ergebnis führten. Für die Lösung derartige Fälle, die in unterschiedlicher Konstellation immer wieder auftreten, gibt es kein Patentrezept. Zwar kann man davon ausgehen, dass bestimmte psychische Konstellationen bei einigen Patienten dazu beitragen können, dass Symptome, wenn nicht konstruiert, so doch überinterpretiert werden. Auch besteht die Möglichkeit, dass Patienten auf diese Weise eine intensive Zuwendung erfahren wollen oder aus welchen Gründen auch immer zu einer **Aggravation** (▶ Fall 9 dieses Kapitels) von Krankheiten neigen. Es ist jedoch dringend davor zu warnen, schnelle Rückschlüsse zu ziehen, die das Verhalten eines Patienten kategorisieren und an der Ernsthaftigkeit des vorgetragenen Leidens zweifeln lassen. Empfehlenswert wäre, parallel zu einer stringenten Abklärung der Symptome, einen „ganzheitlichen" Blick auf den Patienten zu werfen, um im Gespräch auf mögliche Ursachen zu stoßen, die eine Erklärung der Symptome geben könnten. In dem hier beschriebenen Fall führte schließlich der „zweite Blick" zu einer veränderten Perspektive, in die neben der Rötung der Zunge weitere Symptome einbezogen wurden, sodass schließlich eine Lösung gefunden werden konnte.

Grundsätzlich ist die Möglichkeit einer **iatrogen**, d. h. durch ärztliches Handeln verstärkten Symptomatik zu berücksichtigen, wie man sie häufig bei dafür prädestinierten Patienten beobachten kann, die eine intensive, extrem absichernde Diagnostik durchlaufen. Dies kann bei bestimmten Patienten letztendlich ein sog. **Nocebophänomen** (s. auch ▶ Fall 5 dieses Kapitels, ▶ Fall 5, Kap. 4) verursachen, das durch ein sich in der Wechselwirkung mit diagnostischen Maßnahmen verstärkendes subjektiv empfundenes Leiden charakterisiert werden kann. Eine ähnliche Wirkung können bei entsprechenden Patienten auch Selbstdiagnosen entfalten, die mittels bestimmter Foren und Informationen aus dem Internet gestellt werden. Hier kann eine ähnliche Dynamik entstehen, wenn Patienten Symptome mit Unterstützung fragwürdiger Informationen aus dem Internet selbst deuten und sich dabei zu sehr auf scheinbare Zusammenhänge konzentrieren. Darüber hinaus sind manche Patienten dann derart von der Richtigkeit ihrer Diagnostik überzeugt, dass sie einen sehr überzeugenden Leidensdruck entfalten, der für die behandelnden Mediziner zunächst durchaus glaubwürdig erscheinen kann, zumal die Symptome passgenau beschrieben werden. Eine abweichende Meinung des Arztes kann dann fast als Angriff auf die Person des Kranken gedeutet werden, da dieser sich in seinem Leid nicht ernst genommen fühlt. Der Umgang mit diesem Problembereich kann nur in der Weise erfolgen, dass man zunächst mit der Möglichkeit eines derartigen Verhaltens rechnet und dann behutsam darauf einwirkt, den Zusammenhang, den der Patient selbst konstruiert hat, aufzulösen.

- **Fall 7: „Liebling des Chefs" oder der permanente Druck der Gruppe**
- **Fallschilderung**

Als junger Facharzt hatte ich mich um eine Oberarztstelle in einer anderen Klinik beworben und diese erhalten. Voller Erwartung stürzte ich mich in die neue Aufgabe, die neben der

Leitung eines Funktionsbereiches auch die oberärztliche Aufsicht über eine 30-Betten-Einheit umfasste. Schon vor meiner Einstellung hatte der Chef eine sehr lebhafte und seiner Meinung nach sympathische und leistungsstarke Assistenzärztin eingestellt, die mich bei der Einarbeitung unterstützen sollte. Diese zeigte sich ausgesprochen kommunikativ und hilfsbereit, anstehende organisatorische Probleme, wie sie in einer Funktionsabteilung an der Tagesordnung sind, löste sie souverän und schnell. Bis ich nach einiger Zeit ihre Schwierigkeiten in der Patientenversorgung bemerkte: So wurden Zusagen gegenüber ihren Patienten auf andere Kollegen abgewälzt, Krankenschwestern warteten unwillig auf den vereinbarten Visitenbeginn und Aufnahmeuntersuchungen von Patienten waren nicht ordnungsgemäß dokumentiert oder nicht zeitnah durchgeführt bzw. auf andere Assistenzärzte unter fadenscheinigen Gründen übertragen worden. Es brodelte bald untergründig in dem mir unterstellten Bereich, ohne dass es zu offenen Beschwerden an mich kam. Vielmehr wurde von Kollegen immer wieder mit süffisantem Lächeln betont, dass ja die Kollegin meist mit speziellen Gutachten des Chefs beschäftigt sei. Bei den Chefvisiten allerdings glänzte sie mit Pünktlichkeit, Exaktheit, Redegewandtheit und einer Bemühtheit, die mit dem ganzen sonstigen Verhalten kontrastierte. Sogar über die Differenzialdiagnosen von Patienten ihrer Kollegen gab sie detaillierter und schneller Auskunft als diese, sodass sie den anderen nicht nur einmal die Show stahl. Mit der Zeit häuften sich jedoch eigenartige Beschwerden über fehlende Dokumentationen und nicht erstellte Arztberichte, sodass ich sie darauf hinweisen musste. Jetzt erst wurde mir an der Reaktion der Assistenzärzte deutlich, dass meine Bemühungen um ihre Disziplinierung in diesen Dingen kein Erfolg haben konnten, denn es handelte sich um den „Liebling des Chefs". Ob mit dieser Bezeichnung auch ein sexuelles Verhältnis angedeutet wurde, weiß ich bis heute nicht, und es ist letztlich für den Ausgang nur bedingt wichtig. Dennoch hatte ich nun ein diffiziles Problem, welches nicht im Handstreich zu lösen war, und bei dem ich auf die Hilfe des Chefs nicht bauen konnte. Die Kollegin hatte sich gegenüber ihren Mitkollegen soweit ins Abseits manövriert, dass sie sich sogar über Mobbing beklagte. Was tun? Das Mittel des Einzelgesprächs hatte nicht gefruchtet. Eine Einzelbeschwerde meinerseits beim Chef wäre wenig erfolgversprechend. Die Einbeziehung des ganzen Teams unter Einschluss der Schwesternschaft würde diese spalten, da die Kollegin es mit kleinen Zuwendungen und Gefälligkeiten gut verstanden hatte, einen Teil der Krankenschwestern auf ihre Seite zu bringen. Also blieb nur eine Gruppenreaktion aller betroffenen Ärzte der Abteilung und dann bei weiterer Eskalation eine gemeinsame Intervention beim Chef. Wir versuchten es mit einem Termin und warteten eine halbe Stunde vergeblich, ohne dass sie kam. Dann entschuldigte sie sich bei mir mit fadenscheinigen Gründen. Jetzt hieß es die Nerven zu behalten und Geduld zu bewahren! Also gab es einen erneuten Termin, in dem wir mit verteilten Rollen unsere Vorwürfe und berechtigten Anliegen vorbrachten. Es gab Tränen und ein reumütiges Versprechen, die eigenen Verhaltensweisen zu ändern. Aber es passierte fast nichts, und die angemahnten Veränderungen waren nur für kurze Zeit spürbar. Wir versuchten dann auf internem Wege eine Versetzung in den Bereich zu initiieren, den der Chef selbst zentral verantwortete. Aber dieser hatte die Situation längst erkannt und dachte nicht daran, sie in seine Nähe zu holen. Wir mussten sie also weiter ertragen und ihre fehlende Arbeit kompensieren. Aber wir erhöhten den Druck auf sie unter Zuhilfenahme der Krankenschwestern, die mit der Zeit ihre Mängel erkannt hatten, und konnten schließlich den geplanten Termin als Gruppe beim Chef durchsetzen. Dieser konnte sich zwar unseren Vorwürfen nicht entziehen, milderte diese allerdings ab und signalisierte einen erneuten Aufschub für arbeitsrechtliche Maßnahmen. Endlich nach vier Wochen, als wir schon nichts mehr zu hoffen wagten, erreichte uns eine Mitteilung aus der Verwaltung, dass die seit längerem krankgeschriebene Kollegin gekündigt hatte. Unsere Freude währte jedoch nur so lange, bis wir ihr Zimmer inspiziert hatten und die

Wäschekörbe voll unerledigter Arztbriefe sahen. Die erneute Krisensitzung unter Teilnahme des Chefs führte dann zu der salomonischen Entscheidung, die Abfassung der Epikrisen unter uns aufzuteilen. Sogar der Chef beteiligte sich daran, denn er hatte offensichtlich doch ein schlechtes Gewissen, dass er nicht nur auf den Charme der offensichtlich histrionischen Charakterzüge der Kollegin hereingefallen war, sondern auch ihrem Treiben zu lange zugesehen hatte. Wir haben von der Kollegin nie wieder etwas gehört.

> Ein Konflikt, der eng mit den Charakterprägungen verknüpft ist, lässt sich nicht im Hand-
> streich lösen, sondern nur die eskalierende Anwendung eines adäquaten Gruppendrucks
> kann zur Lösung beitragen. Ein frühes arbeitsrechtliches Herangehen führt zweifellos zu
> noch längeren und schmerzhafteren Verwerfungen in einem Arbeitsteam.

■■   **Kommentar**
Der hier beschriebenen Problematik begegnet man (nicht nur) in der medizinischen Laufbahn in der einen oder anderen Weise mit an Sicherheit grenzender Wahrscheinlichkeit. Manchen Menschen gelingt es, mit traumwandlerischer Sicherheit im richtigen Moment, d. h. zu einem Zeitpunkt, an dem die „richtigen" Kollegen (der Chefarzt in diesem Beispiel) anwesend sind, zu glänzen. In der übrigen Zeit „schwimmen" diese Kollegen auf der Welle des Vertrauens des Chefs und überlassen zumindest einen Teil der eigenen Arbeit gerne den Kollegen. Regelmäßig entsteht die Schwierigkeit, dies erstens zu erkennen und dann in einer geeigneten Weise zu kommunizieren. In diesem Fall stand der Oberarzt, dem der Chefarzt die Verantwortung für die Station übertragen hatte und der zugleich der Vorgesetzte der betreffenden Kollegin war, in einer Art hierarchischer „Sandwichposition". Dies bedeutete zunächst, dass ein unmittelbarer arbeitsrechtlicher Zugriff, der etwa in Form einer Abmahnung Fehlverhalten hätte sanktionie-ren können, nicht zur Disposition stand. Da es der Kollegin für einige Zeit gelungen war, durch sympathisches Auftreten einen Teil der Station für sich einzunehmen, war es noch schwieriger, eine konsistente Bewertung der Assistenzärztin bei den übrigen Kollegen zu erreichen. Eine zu rasche, wenngleich auch berechtigte Intervention beim Chefarzt hätte diesen möglicherweise veranlasst, von einer unsachlichen Anschuldigung auszugehen.

In diesem Zusammenhang ist es wichtig, sich die Dynamik zu vergegenwärtigen, die ent-steht, wenn ein Vorgesetzter zu der Überzeugung gelangt ist, in einem bestimmten Fall eine besonders hoffnungsvolle und qualifizierte Kollegin vor sich zu haben. Die Festlegung auf eine Bewertung führt auch dazu, Kritik anderer gern als „Neid" abzutun. Einmal vorgenommene Bewertungen determinieren die Wahrnehmung und bilden gewissermaßen Prämissen, die der weiteren Strukturierung der Realität dienen. Es ist deshalb immer eine kognitive und emotio-nale Anstrengung notwendig, eigene Einschätzungen zu revidieren, da man sich eingestehen muss, einen „Fehler" gemacht zu haben. Dies empfinden die meisten Menschen zunächst als unangenehm. Neben diesen allgemeinen Überlegungen kommen im Einzelfall viele weitere Faktoren wie persönliche Sympathie oder auch eine sexuell geprägte Affinität hinzu. Zu be-rücksichtigen ist auch noch ein weiterer Punkt: Wenn der Chefarzt die negative Meinung seines untergebenen Kollegen über seinen „Liebling" übernimmt und somit zwangsläufig seine eigene Meinung revidiert, kann er dies als „Gesichtsverlust" empfinden oder befürchten, dass seine Autorität infrage gestellt wird. Man muss deshalb stets damit rechnen, auch bei scheinbar noch so gerechtfertigter Kritik, auf Widerstand zu stoßen.

❓ Wie kann man dieser Problematik gerecht werden und zugleich die notwendigen Schritte in Angriff nehmen?

Zunächst ist es wichtig, sich ein konsistentes Bild der Situation zu machen. Man unterliegt prinzipiell auch selbst dem beschriebenen Schema der Bildung von Meinungen, die man dann als konstitutiv für das eigene Konstrukt der Realität annimmt. Es ist also durchaus möglich, dass man sich ungerechtfertigt eine negative Meinung über eine Person bildet und an diesem Bild festhält. Die einzige Möglichkeit, dies mit hoher Wahrscheinlichkeit auszuschließen, ist es, sich mit seinem Urteil Zeit zu lassen und zu versuchen, dieses sachlich zu begründen, indem man objektivierbares Fehlverhalten beobachtet. Ein frühzeitiges individuelles Gedächtnisprotokoll ist in diesem Zusammenhang auch deshalb wichtig, damit zu einem späteren Zeitpunkt genaue und nachvollziehbare Daten vorliegen. Es sollten Zeit, Ort und Umstände aufgeführt werden und nach Möglichkeit sollten auch Kollegen einbezogen werden, die bestimmte Vorfälle bestätigen könnten. Auf dieser Grundlage kann ein erstes sachbezogenes Gespräch mit dem Kollegen/ mit der Kollegin geführt werden. Sollte sich keine Verbesserung einstellen, ist es wichtig, die Protokollierung fortzusetzen, die Meinung der übrigen Kollegen einzuholen und im Bedarfsfall verstärkt sachliche Kritik zu üben. Dabei ist ein hohes Maß an Sensibilität notwendig, da der konstruktive Umgang mit Fehlverhalten wesentlich für das kollegiale Klima in einer Abteilung ist, wobei stets die Gefahr besteht, die Kollegenschaft in Pro und Kontra zu spalten. Dies kann nur dadurch verhindert werden, dass die Kritik konstruktiv bleibt, durch eine Dokumentation versachlicht und zugleich eine Verbesserung eingefordert wird. Im Regelfall wird dies ausreichen, um zu einem fachlich befriedigenden Zustand zu gelangen. Sollte dies nicht gelingen, bildet diese Vorgehensweise die Grundlage für eine spätere tragfähige Intervention beim „Chef".

- **Fall 8: Die unliebsame Kollegin oder die merkwürdige Technik des Telefonierens**
- ■ **Fallschilderung**

Als Oberarzt einer neurologischen Station war ich auch für die Prüfung der Einweisungen von Patienten verantwortlich. So kannte ich einen Großteil der einweisenden Ärzte persönlich und auch ihre Verhaltensweisen und Besonderheiten. Nur der geringere Teil der ambulant tätigen Kollegen praktizierte die Einweisungen anhand von persönlichen Anmeldungen und Begründungen. Einige wickelten diese ihnen offenbar ungeliebte Arbeit über ihre Arzthelferinnen ab, und wenn man sie selbst zu Rückfragen zu erreichen versuchte, blieb die Leitung oftmals stumm. Andere schickten die Patienten selbst vor und drängten sie zu Äußerungen wie: „Mein Doktor hat gesagt, das muss jetzt sein …". Wieder andere meldeten die Patienten erst dann an, wenn diese schon unterwegs waren oder vor der Stationstür standen. So schufen sie vollendete Tatsachen und wichen einer Diskussion über die Aufnahmeindikation oder -dringlichkeit aus. Die Varianten waren vielfältig, und unter uns gab es sogar eine Rangordnung der Sympathien und Ablehnungen, die natürlich allzu leicht oft auf die eingewiesenen Patienten übertragen wurden. Die Aufnahmepraxis war so organisiert, dass ich die Entscheidung zur Aufnahme und über den dafür notwendigen Zeitpunkt im Allgemeinen den Stationsärzten selbst überlassen hatte, um ihre Stellung zu stärken. Das hatte sich in der Abteilung bewährt und die Arbeitszufriedenheit durch das gewährte Vertrauen und die gewonnene Verantwortung erhöht.

Freilich gab es Ausnahmen, wenn es die Einweisungsgesuche von Kollegen betraf, die in der Rangskala ganz unten standen. Hier war die Bereitschaft gering, sich mit den entsprechenden Kollegen anzulegen oder mit ihnen zu diskutieren. Den letzten Platz hatte die Kollegin Emser inne, die durch schlechte Diagnosen und unzureichende Aufnahmeindikationen auffiel, dies aber durch einen besonderen Druck, vorwiegend auf junge Kollegen, unangemessen auszugleichen suchte. Darüber hinaus neigte sie zu Beschwerden beim Chefarzt bzw. sogar beim Ärztlichen Direktor, wenn man ihrem Ansinnen nicht augenblicklich nachkam. Gerade diese Kollegin rief an, als wir die Frühstücksbesprechung beendet hatten und uns auf die genau verteilte Arbeit konzentrieren wollten. Eine Assistenzärztin ging sofort an das Telefon, und man konnte schon aus ihrem Gesichtsausdruck und allen Reaktionen sehen, wer am Telefon war und um welches Anliegen es sich handelte, nämlich die sofortige Aufnahme eines Patienten. Dabei dominierten, wie so oft bei ihren Fällen, die psychischen Besonderheiten und verwoben sich mit der wirklichen neurologischen Symptomatik zu einem schwer entwirrbaren Knäuel. Außerdem waren wir voll belegt und hatten gerade auch alle Zusatzbetten verplant, sodass die Stationsärztin ablehnen musste. Prompt wurde ich von Frau Dr. Emser verlangt und das Telefon mit Freuden an mich weitergegeben. Eine ungehemmte Beschimpfungsorgie über das angeblich unangemessene Verhalten der Assistenzärzte meiner Station im Allgemeinen und die Aufnahmebereitschaft im Besonderen prasselte auf mich herab. Das mich aus der Nähe beobachtende Team lauschte gespannt, aber es gelang mir nicht, einen zusammenhängenden Satz gegenüber dem Redeschwall der Kollegin loszuwerden. Ich sah das versteckte Grinsen meiner Kollegen und fühlte mich einerseits hilflos, andererseits aufgebracht über das maßlose Agieren von Frau Dr. Emser. Um anfangs den Lärmpegel ihres Telefonats für meine Ohren zu dämpfen, entfernte ich den Hörer von meiner Ohrmuschel und als das Wortbombardement nicht aufhörte, legte ich den Hörer auf den Schreibtisch und begann laut und langsam bis 10 zu zählen, bevor ich den Hörer wieder aufnahm. Ich kam gerade rechtzeitig zum Gespräch zurück, um noch zu hören, dass wenigstens mit mir ein geordnetes Telefonat möglich sei, was fast meinen Unterkiefer herunterklappen ließ. Als ich dann noch einmal mit gewählten Worten vorsichtig nach ihrem Anliegen fragte, nannte sie mir dieses, und wir konnten zu meiner Überraschung eine Aufnahme ihrer Patientin am nächsten Tag vereinbaren. Nachdem ich den Telefonhörer niedergelegt hatte, registrierte ich ein erleichterndes Lachen der Umstehenden und ich hatte eine dringliche Erklärungsnot wegen meiner prinzipiell unkollegialen, die Kollegin herabsetzenden Haltung beim Telefonieren. Danach wurde, so schätze ich, die Praxis den Kopfhörer auf Distanz zu halten, noch oft von den jungen Kollegen angewandt, obwohl ich dies nicht zur Nachahmung empfohlen hatte. Es ist wohl generell so, dass etwas respektlose und unkorrekte Verhaltensweisen besser übernommen werden und länger überleben als die allzu korrekten. Dennoch warne ich vor dem Kopieren und stehe für die Folgen nicht gerade. Der Kollegin Emser gegenüber habe ich mich niemals offenbart, obwohl wir uns danach noch oft getroffen haben.

■■ **Kommentar**

Die Problematik der „unliebsamen Kollegen" hat mehrere Dimensionen. Zunächst ist zu berücksichtigen, dass in der anstrengenden und durch eine Vielzahl von Anforderungen geprägten Arbeitssituation es im Kollegium durchaus als Erleichterung empfunden werden kann, wenn sich vorzugsweise ein externer Kollege dazu eignet, gewissermaßen als Ventil zu fungieren. Hat sich eine Station darauf verständigt – wie in diesem Fall – die Einweisungspraxis der niedergelassen Ärztin als fragwürdig zu bewerten, so entsteht leicht ein gewisser Konsens in der Ablehnung, der eine stabilisierende Funktion für die Abteilung haben kann oder Meinungsverschiedenheiten im internen Kollegium kurzzeitig überbrücken hilft. Die gemeinsame Bewertung bzw. Ablehnung einer außerhalb der Gruppe stehenden Person kann für eine begrenzte Zeit sogar ein durchaus als angenehm empfundenes Gemeinschaftsgefühl erzeugen. Dies kann im Extremfall dazu führen, dass eine generell ablehnende Haltung entsteht, die eine fachgerechte Prüfung des Einzelfalls nicht mehr opportun erscheinen lässt. Zunächst wurde in diesem Beispiel dieses Gemeinschaftsgefühl bedient. Von dem Konsens des Teams ausgehend, wurde die externe Kollegin – ohne es zu ahnen – lächerlich gemacht, indem der Hörer des Telefons abgelegt wurde. Das Lachen der Mitarbeiter über dieses Verhalten kann man deutlich als affirmativ und die gemeinschaftliche Haltung bestätigend erkennen. Lachen über andere hat in einer Gruppe die Funktion, Spannungen zu überbrücken, eine gemeinschaftliche Haltung bzw. Wertung zu demonstrieren und zugleich eine emotionale Entlastung zu bewirkten. Diesen Effekt in einer belastenden Arbeitssituation zu erzeugen, ist manchmal angenehm, doch lag hier eine Verknüpfung mit einer fachlichen Ebene vor, der Frage der Aufnahme eines Patienten. Gerade noch rechtzeitig wurde der Rekurs auf die fachliche Ebene möglich und schließlich wurde auch der Patient der Kollegin aufgenommen.

Es ist wichtig, sich immer wieder vor Augen zu führen, dass auch eine Reihe von offensichtlichen Fehldiagnosen einzelner Kollegen in der Vergangenheit nicht sicherstellt, dass auch die aktuelle Diagnose falsch ist. Dies kann leicht in Vergessenheit geraten, da es eine generelle menschliche Eigenschaft ist, Erfahrungen der Vergangenheit fortzuschreiben. Durch die Erwartung, dass alles so bleibt wie es war, wird letztlich versucht, Zukunft planbar zu machen. Auf diese Weise wird u. U. mit fatalen Folgen versucht, die Zukunft zu determinieren, indem man etwa davon ausgeht, dass kein Handlungsbedarf besteht, weil dies auch in den letzten Fällen so war. Sich diesem Phänomen menschlichen Denkens zu entziehen, bleibt in jedem Fall eine Aufgabe, die sich durch das gesamte Berufsleben zieht.

Der Umgang mit einer wie in diesem Fall beschriebenen Kollegin ist vor allem deshalb schwierig, da sie ihrerseits das Vertrauen durch Beschwerden auf allen Ebenen und durch regelverletzende Kommunikation untergraben hat. Dies verleitet dazu, adäquat reagieren und ihr die Regelverletzungen in diesem Fall durch ein ostentatives Ignorieren ihres Anliegens durch das Ablegen des Hörers „heimzahlen" zu wollen. Dann kann auch vergessen werden, dass man wie im Beispiel als Vorgesetzter immer Vorbild ist und das Verhalten des Chefs grundsätzlich stilbildend wirkt. Hat man einmal einen derartigen Fehler gemacht, bleibt nur, das eigene Verhalten zu benennen, als nicht angemessen zu beschreiben und von einer Nachahmung abzuraten.

❓ Aber wie kann man mit Personen wie der dargestellten Kollegin umgehen?

Konstruktiv ist der Rückzug auf eine strikt fachliche Ebene. Dazu ist es notwendig, generell die Fähigkeit zu entwickeln, sich auch durch die Gesprächsführung abzugrenzen. Es ist wichtig, auf einen Plan für die Abwicklung unliebsamer Gespräche zurückgreifen zu können, die letztlich zum Alltag gehören. Entscheidende Faktoren sind die strikte Einhaltung der Fachlichkeit sowie die Gewichtung der Bedeutung des Gesprächs. Dies wirkt sich wiederum auf die mögliche Dauer des Gesprächs aus, die man zum einen durch die Steuerung des Gesprächs und die Techniken zur Beendigung eines Gesprächs aktiv beeinflussen kann. Leider spielen Techniken der Gesprächsführung, die für eine erfolgreiche Tätigkeit im medizinischen Bereich unabdingbar sind, in der Ausbildung der Mediziner kaum eine Rolle. In vielen Bereichen der Wirtschaft werden diese Fähigkeiten systematisch geschult, da die Qualität der Gesprächsführung einen maßgeblichen Einfluss auch auf die Qualität der Arbeit hat. Es ist anzuraten, mögliche Defizite im Rahmen der Weiterbildung zu beheben.

- **Fall 9: Der falsche Schlaganfall oder die schwierige Korrektur einer Diagnose**
- ■■ **Fallschilderung**

Während meiner Zeit als junger Facharzt war ich als neurologischer Oberarzt auf einer neurologisch-psychiatrischen Intensivstation eingesetzt, die Patienten in lebensbedrohlichen Zuständen beider Fachgebiete so lange versorgte, bis sie auf einer Normalstation behandelt werden konnten. Den Bereitschaftsdienst teilten sich Kollegen der Intensivabteilung mit erfahrenen Ärzten der neurologischen und psychiatrischen Stationen. Eines Montagmorgens wurde in der großen Übergabevisite, an der auch die Chefärzte der betroffenen Abteilungen beteiligt waren, ein Patient mit einer vollständigen Halbseitenlähmung rechts vorgestellt und als Schlaganfall eingeordnet, der am Vorabend notfallmäßig aufgenommen worden war. Der Patient sollte jetzt im Rahmen einer Behandlungsstudie mit einem neuen Medikament behandelt werden. Die Computertomographie (CT) hatte bei dem frischen Ereignis noch keine Veränderungen gezeigt. Die Teilnehmer der großen Visite nickten zustimmend auf die Frage der Fortsetzung der spezifischen Infusionsbehandlung und der Aufnahme in die Studie. Als für die Weiterbehandlung verantwortlicher neurologischer Oberarzt hatte ich nun alle weiteren Maßnahmen einzuleiten und gemeinsam mit den Anästhesisten der Abteilung zu überwachen. Da bei der Visite keine weitere Untersuchung erfolgt war, ging ich danach zum Patienten und bekam nach einigen Fragen und Tests große Zweifel an der Diagnose. Vielmehr erhärtete sich der Verdacht auf eine sog. psychogene Lähmung bei dem intellektuell recht einfach strukturierten Patienten. In einer weiteren Testrunde konnte ich ihn dann überrumpeln und eine ausreichende Bewegung in der zuvor vollständig gelähmten Seite erreichen.

❓ Was tun: Die Infusionsbehandlung abbrechen? Das war vollkommen selbstverständlich. – Eine weitere Diagnostik einleiten, um Zeit zu gewinnen? – Den Chef einbeziehen, der inzwischen in einer Sitzung saß und allen Maßnahmen zugestimmt hatte, ohne näheres Interesse zu zeigen? – Mit meinem Kollegen aus dem Bereitschaftsdienst diskutieren, der die Fehldiagnose gestellt hatte und noch dazu ein Freund war?

Alle formal richtigen Wege brachten Verzögerungen und die Gefahr, dass mit der erneuten Öffentlichkeit der offensichtlich simulierende Patient bei Nachuntersuchungen erneut sein Talent zur Imitation einer Lähmung beweisen würde. Ich entschloss mich, unkonventionell vorzugehen und vorerst nur die mir auf der Station unmittelbar vorgesetzte Anästhesistin einzubeziehen. Darüber hinaus erhärtete sich mein Verdacht auf eine **Simulation** noch dadurch, dass der Patient schon in einem anderen Krankenhaus durch simulierte Symptome aufgefallen war, wie ich herausfinden konnte. So machte ich dem Patienten einen suggestiven Vorschlag, ihn sofort zu entlassen, wenn er einverstanden wäre, ohne weiteres Aufheben die Station zu verlassen. Er stimmte zu, da er sich entdeckt fühlte. Innerhalb einer halben Stunde wurden allen Formalitäten unbürokratisch erledigt und der Patient verließ eiligen Schrittes das Krankenhaus. Meinen neurologischen Freund informierte ich quasi nebenbei am nächsten Tag. Der Chef fragte ohnehin nicht mehr nach ihm. Und als ich ein Jahr später einem befreundeten Kollegen aus einer anderen Klinik traf und wir uns über medizinische Probleme unterhielten, erzählte er mir die fast unglaubliche Geschichte, dass offenbar dieser Patient es durch eine fingierte Lähmung der Beine und einen zufällig gleichzeitig im CT nachweisbaren Bandscheibenvorfall erreicht hatte, neurochirurgisch operiert zu werden. Zweifellos handelte es sich bei unserem Fall um ein sog. Münchhausen-Syndrom, bei dem es Patienten aufgrund einer bestimmten pathologischen psychischen Konstellation darauf anlegen, medizinische Prozeduren bis zu überflüssigen chirurgischen Eingriffen zu erlangen. Hier blieb für mich nur das Fazit, dass im Ausnahmefall auch das Unterlaufen fest gefügter medizinischer Rituale und Verfahrensweisen erfolgreich sein kann, wenn es letztendlich dem Wohle des Patienten dient, und dass dadurch auch interkollegiale Konflikte vermieden werden können. Zur Nachahmung kann ich dieses Vorgehen allerdings nicht empfehlen.

■■ **Kommentar**

Ärzte sind durch die Methodik ihre Ausbildung geradezu darauf programmiert, aus Symptomen unmittelbar auf mögliche Krankheitsbilder zu schließen. Zudem ist man aufgrund des eigenen Selbstverständnisses darauf bedacht zu helfen und zu versuchen, möglichst schnell die richtige Therapie aus einer Diagnose abzuleiten. Diese kann anfangs auf wenige relevante Krankheitsphänomene reduziert sein. Im Studium wird diese induktive Methodik systematisch eingeübt, um darauf vorzubereiten, schnell eine Diagnose zu erstellen, das heißt, Prämissen zu formulieren, aus denen eine Behandlung abgeleitet werden kann. Dies ist prinzipiell notwendig, um in einer relativ kurzen Zeit aktiv werden zu können, um weitere Schritte einzuleiten. Aufgrund der ähnlich strukturierten Vorgehensweise aller beteiligten Kollegen kann daraus schnell ein Konsens (Diagnose) entstehen, der dann wiederum eine Auswirkung auf die mit der weiteren Behandlung befassten Kollegen hat. In aller Regel ist es sehr schwierig, diesen Konsensbefund wieder in Frage zu stellen, da man sich damit auch (fachlich und/oder emotional) gegen Kollegen oder gar Vorgesetzte stellt. Auch ist das „Entlarven" eines Patienten, der auf seiner Sicht der Dinge beharrt, durchaus schwierig, da man schnell als derjenige erscheinen kann, der Hilfe verweigert. Gerade dies ist jedoch für einen Mediziner ein Fauxpas erster Ordnung. Glücklicherweise sind echte Simulanten, wie in diesem Fall geschildert, eher selten.

Auch in anderen Zusammenhängen kann das beschriebene Phänomen auftreten. Viele Menschen informieren sich zunächst etwa in Internetforen, wenn sie glauben, dass ihre Gesundheit beeinträchtigt ist. Bei manchen Menschen entsteht die Neigung, eine Selbstdiagnose zu stellen und anschließend die Bestätigung durch einen Arzt zu suchen und eine Behandlung einzufordern. Nach einem einschlägigen Studium der Symptomatik einer Krankheit, an der sie glauben zu leiden, kommen sie dann gut vorbereitet in die Sprechstunde oder die Ambulanz. Die Gefahr besteht dabei, dass durch die dem Lehrbuch entsprechende Beschreibung der Leiden sich schnell eine „richtige" Diagnose aufdrängt und dass dann entsprechend behandelt wird.

> **Es ist wichtig zu reflektieren, dass die gewonnenen Erkenntnisse von in der Regel wenigen Indizien abgeleitet werden, die dann zur Diagnosestellung führen. Eine gewisse Skepsis auch gegenüber den eigenen Diagnosen und deren Verifizierung ist deshalb wichtig.**

Exkurs Simulation und Aggravation
Während die **Simulation** ein bewusstes, **absichtliches Vortäuschen** einer krankhaften Störung bedeutet, handelt es sich bei der **Aggravation** um eine bewusste, **absichtlich verschlimmernde Darstellung**, die die vorhandene Symptomatik oder Krankheit überhöht. Beide haben klar erkennbare Zwecke und werden zur Erlangung unmittelbarer materieller oder anderer Vorteile eingesetzt. Häufig dienen sie der Vermeidung von Haft und Strafverfolgung oder der Erlangung einer Rente. Die Aggravation ist viel häufiger und in ihrer Ausprägung unterschiedlich, zumal sie sich eher an vorhandenen Symptomen orientiert. In leichter Form stellt sie eine besondere Kommunikationsform demonstrativ geprägter Persönlichkeiten dar.

■ Fall 10: Der überhörte Appell des Freundes oder die falsche Loyalität
■■ Fallschilderung
Als junger Oberarzt hatte ich eine Stelle bei einem sehr erfahrenen und charismatischen Chef angetreten, der seine Klinik nach herkömmlicher Chefmanier mit großem Engagement führte und in dieser Weise auch seine Mitarbeiter zu einem Einsatz verpflichtete, der ganz und gar dem Patientenwohl untergeordnet zu sein schien. Ich muss das jetzt so distanziert ausdrücken, weil ich mit der Zeit merkte, dass sein außerordentlicher Einsatz zwar der Patientenversorgung diente, aber doch durch wesentliche egomanische Persönlichkeitszüge gekennzeichnet war. So dehnten sich die zweifellos sehr lehrreichen Chefvisiten unendlich aus und wurden nach Laune des Chefs mit vielen persönlichen Anekdoten und Petitessen garniert. Diese Visiten führten nicht selten zu Verzögerungen des Tagesablaufes der Station sowie der eigenen Arbeit und waren von den Krankenschwestern gefürchtet. Wir Ärzte fanden es überwiegend unterhaltsam, abgesehen von einer Kollegin, die wegen ihrer Kinder, ihre Arbeit pünktlich beenden musste.

Auch war es, selbst wenn wir es gewollt hätten, unmöglich, ihn in seinen endlosen Abschweifungen und Tiraden zu unterbrechen und man konnte dem „System Chef" nur mit Scheinentschuldigungen und kleinen Lügen entgehen. Auch hatte sich aufgrund des großen fachlichen und altersmäßigen Abstandes und des unerhörten Erfahrungsschatzes ein genereller Respekt herausgebildet, der natürlich nicht frei von Karrieregedanken jedes einzelnen war. Schließlich hingen ja Urlaubsgenehmigungen, Kongressreisen, Vortragseinladungen und natürlich der Einsatz in der Klinik und die berufliche Weiterbildung von seinem Wohlwollen ab. So hatte sich ein System herausgebildet, in dem wir alle, jeder auf seine Weise, um seine Zuneigung buhlten und diesbezüglich konkurrierten, was er genoss und immer wieder benutzte, um einzelne Personen gegeneinander auszuspielen. In dieser Konstellation war ich als relativ neuer Oberarzt in einer Zwischenstellung: Einerseits gehörte ich zu seinem „Hofstaat" und wurde in die vorgefundenen Rituale eingebunden, andererseits wollte ich den anderen gegenüber Profil gewinnen und mich irgendwann gegen den Chef behaupten, der mich, was die wissenschaftliche Forschung betraf, auch als Konkurrent sah. In dieser Situation begehrte ich kaum auf und ordnete mich seinen manchmal etwas schrulligen Verfahrensweisen unter, um Zeit und Vertrauen zu gewinnen.

So kam es, dass er auch mich, wenn er Zeit hatte, immer wieder in lange Diskussionen verwickelte, die aber mehr Monologen glichen, bei denen ich der Zuhörer war. So auch an jenem Freitagnachmittag, als die Arbeitszeit längst überschritten war und ich ihm einen akuten und schwierigen Fall vorstellen wollte. Wir waren, d. h. er war schon längst vom Fall abgeschweift und hatte sich gesellschaftspolitischen Problemen tiefgründig zugewandt, als meine Mutter anrief, die gerade zu Besuch war und unsere Kinder versorgte, da sich meine Frau im Bereitschaftsdienst befand. Sie wollte mir nur mitteilen, dass ein Freund angerufen hatte, um mich zu sprechen, und dass sein Anliegen nicht so dringlich sei, dass ich sofort zurückrufen müsste. Ich ließ mir den Namen geben und war sofort alarmiert: Es war, wie schon so oft in letzter Zeit, mein Studienkollege und langjähriger Freund gewesen, der sich in einer schweren persönlichen und Ehekrise befand und der sich in ihm ausweglos erscheinenden Situationen wiederholt mit Suizidgedanken an mich gewandt hatte. Jedes Mal konnte ich ihm in diesen Krisen helfen und ihn von den ihn plagenden Gedanken abbringen. Ich unterdrückte meine innere Anspannung und ließ mir gegenüber meinem monologisierenden Chef nichts anmerken. Er hätte ja ohnehin meinen Wunsch, nach Hause gehen zu wollen, mit der ironisierenden Bemerkung gekontert, dass ich ja nur Sehnsucht nach meiner Frau hätte. Auch hatte ich die Bestätigung meiner Mutter im Ohr, dass nichts Dringliches vorliegen würde. So verging noch über eine Stunde, in der ich mich nicht getraute, das Gespräch mit dem Verweis auf den Dienstschluss zu beenden. Weitaus später gingen wir schließlich zum angekündigten Patienten, sodass ich mit ziemlicher Verzögerung nach Hause kam. Als ich dann am Abend meinen Freund anrief, konnte ich ihn nicht erreichen. Beunruhigt versuchte ich es am nächsten Tag ohne Erfolg und suchte dann seine Wohnung auf, um ihn zu treffen. Als ich sie verschlossen vorfand und auch von Nachbarn nichts erfuhr, beruhigte ich mich mit dem Gedanken, dass er wohl zu seiner Mutter gefahren sei, wie er angekündigt hatte. Am nächsten Tag erhielt ich schließlich den verzweifelten Anruf seiner Mutter, dass ich sofort kommen sollte, da er sich mit Tabletten umgebracht hätte. Die spätere Rekonstruktion der Ereignisse konnte zweifelsfrei beweisen, dass er an diesem Freitagabend mehrere appellative Telefonate geführt hatte, bevor er sich das Leben nahm.

So ist es, dass ich bis heute meine Schuldgedanken nicht los bin und die Ereignisse von damals rekapituliere, um herauszufinden, wie ich mich damals von meinem egozentrischen Chef hätte lösen sollen, um einem wirklichen Hilferuf nachzugehen. Abhängigkeiten dieser Art habe ich seitdem gemieden oder wenigstens kritisch hinterfragt. Die damalige Stelle habe ich dann bald verlassen, nicht nur weil der Selbstvorwurf an mir nagte, sondern weil ich den inneren Vorwurf, den ich gegenüber meinem Chef spürte, niemals hätte überwinden können. Als späterer Chef habe ich mich bemüht, die Arbeitsbelastung meiner ärztlichen Mitarbeiter nicht auf den privaten Lebensbereich auszudehnen und Distanz zu wahren.

■■ Kommentar

Eingebunden in die betriebliche Hierarchie fühlt sich der junge Oberarzt zum einen dem Chefarzt durch die gerade erworbene Position persönlich verpflichtet und zum anderen möchte er durch den eigenen beruflichen Einsatz ein Vorbild für die ärztlichen Kollegen und auch das Pflegepersonal sein. Das „Betriebsklima", das heißt die Spielregeln, nach denen die fachliche Interaktion sowie die Kommunikation gestaltet werden, wird regelmäßig geprägt von „Chefs", die als Inhaber, Manager oder Chefärzte die fachliche und/oder die personelle Verantwortung innehaben. Im medizinischen Bereich besteht zumeist eine Überschneidung dieser Ebenen. Wird diese Funktion von den Verantwortlichen in einer spezifischen und gelegentlich auch missbräuchlichen Weise wahrgenommen, so entsteht für die Mitarbeiter zwangsläufig ein Dilemma. Die möglichen Reaktionen darauf sind: **„Love it, change it or leave it".**

Welche der Optionen man dabei wählt, hängt von einer Vielzahl von Faktoren wie der individuellen Disposition, beruflichen und/oder familiären Abhängigkeit oder besonderen Bindungen ab.

„Love it." Diese Reaktionsweise erlaubt es, in einem beruflichen Umfeld zu bleiben, von dem man glaubt, es nicht ändern zu können, und das man, aus welchen Gründen auch immer, nicht verlassen möchte. In der Praxis bedeutet dies zunächst, dass man sich mit den Vorgaben des „Chefs" in einer Weise arrangiert, die man als maximal mögliche formale und persönliche Abgrenzung beschreiben könnte. Das heißt, man erduldet die „Marotten" des Vorgesetzten und bleibt (innerlich) so distanziert wie möglich. Diese Reaktion der Anpassung und Duldung ist jedoch längerfristig nur möglich, wenn andere Faktoren eine mindestens teilweise Kompensation bewirken. So kann es sein, dass das übrige kollegiale Umfeld einen positiven Ausgleich schafft. Auch können die besondere fachliche Kompetenz des Chefarztes und die daraus resultierenden Lerneffekte als ein gewisser Ausgleich gesehen werden. Darüber hinaus entfaltet ein besonders exponierter Auftritt eines Vorgesetzten häufig einen impliziten und expliziten Widerstand des gesamten Systems, sodass die schwierigsten Vorgesetzten ihre Position irgendwann wieder aufgeben. Möglicherweise hat man die Situation also mit etwa Geduld bald überwunden. Gleichwohl sind diese Reaktionen mit einem hohen Maß an Belastung verbunden, deren Auswirkungen man nach Möglichkeit auch in Form einer externen Beratung reflektieren sollte.

„Change it." In vielen Fällen ist das Gefühl, einer Situation schutzlos ausgeliefert zu sein, auch durch die eigene Erwartungshaltung konstruiert. Die Vorstellung des unnahbaren Chefs, der keiner Intervention zugänglich ist und dem man sich deshalb vollständig unterzuordnen habe, kann durchaus auch auf eigenen Projektionen beruhen. Dass man glaubt, eigene Vorstellungen nicht einbringen und Abgrenzungen (z. B. Arbeitszeit) keinesfalls vornehmen zu können, kann mehr mit eigenen Erwartungen als mit der Realität zu tun haben. Häufig entwickelt sich dabei auch ein Wechselspiel, wobei die Anpassung des „Untergebenen" den Vorgesetzten geradezu ermuntern kann, die Grenzen immer weiter auszudehnen. Manchmal reicht ein persönliches Gespräch mit dem Vorgesetzten aus, um eigene Zwangslagen, die etwa durch eine erweiterte Arbeitszeit entstehen können, zu verdeutlichen. Eine weitere Option besteht darin, in der Kollegenschaft gewisse Absprachen zu treffen, die z. B. mögliche Grenzen von Arbeitsbelastung oder Überstunden festlegen, sodass diese dann gemeinschaftlich eingefordert werden können.

„Leave it." Sollten die genannten Handlungsoptionen nicht zu einem befriedigenden Ergebnis führen, so bleibt einem nur, die Situation zu verlassen. Diesen Schritt wird man erst nach einer gründlichen Überprüfung der eigenen Erwartungen, der möglichen eigenen Projektionen und weiterer Alternativen gehen. So ist es im Falle einer als untragbar empfundenen Belastung sinnvoll, Grenzen zu definieren, die man in jedem Fall bereit ist zu verteidigen, sogar um den Preis, die Stelle zu verlassen. Häufig erkennen auch schwierige Vorgesetzte diese Grenzen an, wenn eine nachdrückliche Verteidigung erkennbar wird, sodass weitere Schritte gar nicht mehr nötig sind. Eine Beschäftigung mit möglichen Optionen bis hin zur Aufgabe der Stelle bewirkt in jedem Fall eine Entlastung, da das Gefühl des Ausgeliefertseins relativiert wird, wenn man ein Worst-Case-Szenario durchgespielt und sich mit Reaktionsmöglichkeiten befasst hat. Insgesamt ist in zunächst ausweglos erscheinenden Konstellationen sicher Geduld und auch Selbstreflexion notwendig, da der eigene Anteil an der Dynamik der Interaktionen überprüft werden muss. Letztlich ist auch zu bedenken, dass berufliche Hierarchien zwangsläufig bewirken, dass es Vorgesetzte gibt, die ihre eigene Persönlichkeit in das Geschehen einbringen. In dieser Hinsicht muss ein gewisses Erdulden persönlicher Eigenarten erwartet werden, zumal Mediziner häufig bereits als Berufsanfänger ebenfalls als Vorgesetzte fungieren, als die sie ihrerseits genau die Reaktionen auslösen können, unter denen sie selbst gegenüber ihrem eigenen Vorgesetzten leiden. Auch unter diesem Aspekt ist die Reflexion der eigenen Rolle sinnvoll.

- **Fall 11: Das hierarchische Rollenspiel oder Beziehungsstress im Team**
- - **Fallschilderung**

Als noch unerfahrener Oberarzt kam ich in eine renommierte Klinik mit einem sehr dominanten Chef und erfahrenen Kollegen. Insbesondere drei engagierte Ärztinnen ragten heraus, die ihre Stationen gut beherrschten und die seit vielen Jahren ein eingespieltes Team mit dem Chef bildeten. Diesen Ärztinnen war ich quasi vorgesetzt worden, da sie sich mit meinem Vorgänger nicht verstanden hatten und auch der Chef einen Wechsel gewünscht hatte. Die Situation schien ideal für mich, zumal die organisatorischen Abläufe viel zu wünschen ließen und eine neue, frischere Herangehensweise gefordert war. Jedenfalls wurde mir das so in den Vorstellungs- und Einstellungsgesprächen erläutert, was mir auch überzeugend erschien. Mein neuer Chef stellte mich glaubwürdig im ganzen Krankenhaus als neuen Mitarbeiter vor, der innovative Ideen einbringen sollte, und ich sprühte vor Ehrgeiz und Eifer, um den Anforderungen zu genügen und Profil zu gewinnen. Unter anderem konnte ich meine wissenschaftlichen Arbeiten und Vorträge fortsetzen und glaubte diesbezüglich neue Impulse setzen zu können. Darüber hinaus passte ich auch von der Altersstruktur gut in das Team, da ich den Kolleginnen altersmäßig näher war und wegen meiner geringeren Erfahrungen kaum als Konkurrent des Chefs gelten konnte. Ich glaubte mich an der idealen Stelle angekommen, bis ich schon nach kurzer Zeit merkte, dass meine Aktivitäten gebremst wurden. Meine organisatorischen Vorschläge wurden zunächst scheinbar akzeptiert, dann aber boykottiert, meine Stringenz in den Abläufen ließ sich nicht durchsetzen, obwohl diese evident war, und meine wissenschaftlichen Ambitionen wurden nur äußerlich als bewundernswert registriert, in Wirklichkeit aber als Erschwernis bei der klinischen Arbeit gesehen. Hatte ich auf das falsche Pferd gesetzt? Der Chef zeigte mir bei den Visiten seine klinische Überlegenheit und ließ wohl auch hinter meinem Rücken bei seinen drei Damen erkennen, dass ich noch viel zu lernen hatte.

❓ Was hatte ich falsch gemacht: Hatte ich mit meinen Ambitionen überzogen? – War ich zu forsch aufgetreten? – Hatte ich die geringere klinische Erfahrung mit wissenschaftlichen Bonmots zu kompensieren versucht?

Diese Fragen stellte ich mir damals nicht, sondern stürzte mich in einen weiteren Fehler: Ich schloss mich einer der drei Kolleginnen enger an und verliebte mich in sie, was nicht unbemerkt blieb und mit diskreten Sticheleien beantwortet wurde. Auch hatte ich dadurch die Kollegin isoliert, die, wie ich später erfuhr und aus den Reaktionen des Chefs hätte merken müssen, als Liebling des Chefs galt, ihn aber mir gegenüber ablehnte. Das Beziehungsgeflecht war verworren und nicht einfach zu entflechten und so begann eine anhaltende Leidenszeit. Es war nicht nur deshalb, weil wir nach intensiven Zweiergesprächen unsere romantischen Kontakte beendeten, sondern weil meine Isolierung auch im klinischen Alltag nun komplettiert war. Die beiden anderen Kolleginnen und der Chef betrachteten uns misstrauisch, weil sie nicht glaubten, dass diese Liaison beendet war. Die mir ursprünglich verbundene Kollegin entfernte sich weiter von mir als nötig war, um sich den anderen wieder anzuschließen und der Chef bedachte mich mit beißendem und neidischem Spott. Meine zunehmenden fachlichen Beiträge wurden nicht mehr zur Kenntnis genommen. Ich fühlte mich auch vor der Schwesternschaft bloßgestellt und hatte mein Renommee verloren. So blieb mir nach einem geduldigen Abwarten einiger Monate nur der Wechsel in ein anderes Krankenhaus und die bleibende Erfahrung, dass man in solch relativ konservativ strukturierten Gebilden wie medizinischen Einheiten als „Neuer" seine Ratschläge und Erfahrungen nur schrittweise und vorsichtig einbringen kann und das erst tun sollte, wenn man die informellen und wirklichen Machtstrukturen gut analysiert hat. Gerade in einer ursprünglich gut funktionierenden Hierarchie mit enger Zusammenarbeit wird ein starkes Agieren immer als ein Angriff wahrgenommen und lässt die vorbestehenden Reihen enger zusammenrücken. Fatal wird es allerdings dann, wenn eine romantische Beziehung dazukommt, die die Bedrohung für das bestehende System elementar erscheinen lässt, mag die Beziehung noch so harmlos sein. Schließlich kann auch eine Klärung der emotionalen Situation unter den Beteiligten nicht weiterhelfen; denn auch wenn sie diskret vonstattengeht, bleibt sie doch für die anderen, die außerhalb dieser Beziehung stehen, unglaubwürdig und ist Anlass zu anhaltendem Misstrauen. Wenn die Klärung an die oftmals turbulente Öffentlichkeit gelangt, ist sie eine stete Quelle für Geschichten in einem Krankenhaus, die nicht enden und damit zu einer relevanten Störung des Arbeitsfriedens führen. Auch ohne dass ernsthafte Auswirkungen auf die Patientenversorgung entstehen, bleibt doch das Risiko eines Vertrauensverlustes sogar bis in die Patientenebene hinein.

■■ **Kommentar**

Der unerfahrene Oberarzt wurde praktisch ohne jede Vorbereitung in ein hierarchisches System eingegliedert, in dem er als Untergebener des Chefarztes und als Vorgesetzter der drei Ärztinnen auf einer mittleren hierarchischen Ebene fungieren sollte. Diese Position war mit besonders großen Tücken verbunden, da sie einerseits eine nahtlose Eingliederung in das bestehende System verlangte und andererseits unmittelbar neue Impulse erwartet wurden. Der junge Oberarzt handelte gemäß seiner Ausbildung und des Berufsethos des Mediziners, das sich im Selbstverständnis um das Wohl des Patienten und damit um rein fachliche Aspekte kümmert, und traf dabei auf eine Vielzahl von Widerständen. Das Wesen der medizinischen Ausbildung besteht in der mehr oder weniger ausschließlichen Konzentration auf fachliche Aspekte. Eine Berücksichtigung der strukturellen Bedingungen des Handelns im professionellen Kontext eines Teams findet in der medizinischen Ausbildung keine Berücksichtigung. Eine geringe berufliche Erfahrung führt daher dazu, diesen schwierigen Fragestellungen systematisch auszuweichen, um sich mit Elan auf die fachlichen Aufgaben zu stürzen. Das engagierte, qualifizierte fachliche Handeln des Oberarztes zum Wohle der Station wurde durch die bestehenden Strukturen konterkariert, ohne dass der junge Oberarzt einen offensichtlich fachlichen Fehler gemacht

3

hätte. Dabei wird deutlich, dass Handlungsoptionen im Rahmen einer hierarchischen Struktur von einer Vielzahl von Faktoren abhängig sind. Anders formuliert: Um auf der Position des mittleren Managements eine Wirkung entfalten zu können, sind die Problemanalyse und die daraus abgeleiteten Handlungsschritte zwar wichtig, um überhaupt handlungsfähig zu sein. Andererseits sind diese Handlungsschritte vollständig wirkungslos, wenn es nicht gelingt, die „Erlaubnis" zu erwerben, auch nur einen Schritt realisieren zu können.

Es wäre naiv anzunehmen, dass der als dominant beschriebene Chefarzt es einem deutlich jüngeren und hierarchisch unterlegenen Kollegen ohne Not „erlauben" würde, etablierte Strukturen – und seien sie auch fragwürdig – eigenmächtig zu verändern. Er müsste indirekt einen Verlust an Autorität befürchten, da er es ja war, der über lange Zeit genau diese Strukturen aufrechterhalten hat. Er wird versuchen, seinen Kontrahenten direkt oder indirekt in irgendeiner Form abzuwerten und seine Kompetenz in Frage zu stellen. Die drei Ärztinnen, die formal die Untergebenen des jungen Facharztes sind, sind einerseits eingebunden in das bestehende System und andererseits eher dem Chefarzt verpflichtet. Die feinen Signale, die dieser wiederum an die Ärztinnen sendet, signalisieren diesen, dass man die Anregungen des neuen Kollegen nicht ganz so ernst zu nehmen braucht. Dieser Vorgang erfolgt wie in diesem Fall häufig unausgesprochen, sodass den engagierten Oberarzt allmählich das Gefühl beschleicht, „gegen eine Wand" zu rennen. Es entsteht immer mehr das Gefühl, ohnmächtig zu sein, ohne dass Gründe dafür erkennbar sind. Vielleicht war dieses Gefühl der Ohnmacht auch einer der Gründe, die den Oberarzt die besondere Nähe zu einer der Ärztinnen suchen ließen. Jedenfalls war eine Stärkung der eigenen Position auf diese Weise noch weniger zu erreichen, was schließlich zu einem Scheitern und zu dem Wechsel an ein anderes Krankenhaus führte.

❓ Wie könnte man sich eine „richtige", das heißt erfolgversprechende Herangehensweise vorstellen?

Nach der fachlich richtigen Analyse und der Berücksichtigung entsprechender möglicher Handlungsschritte muss der noch unerfahrene Oberarzt die Handlungsoptionen im hierarchischen Kontext überprüfen.

❓ Ist eine Kooperation mit dem Chefarzt möglich, der die geplanten Vorhaben akzeptiert und unterstützt? – Welche Schritte könnten bestehende Strukturen stark tangieren und eventuell Widerstände auslösen? – Wie weit sind die formal untergebenen Ärztinnen bereit, Veränderungen mitzutragen?

Es bedarf parallel zur fachlichen Bestandsaufnahme einer Analyse der Strukturen, um dann sehr behutsam zu beginnen, kommunikativ begleitete kleine Schritte vorzuschlagen und umzusetzen. Dabei darf insbesondere der Zeitfaktor nicht unterschätzt werden. Alle Beteiligten müssen Gelegenheit haben, sich aufeinander einzustellen. Alle plötzlich empfundenen Veränderungen führen fast zwangsläufig zu Widerständen. Insbesondere muss durch eine explizite (Besprechung) oder implizite (Beobachtung der Reaktion) Berücksichtigung der Position des Chefarztes überprüft werden, ob sich die angeregten Veränderungen noch in einem für diesen akzeptablen Kontext bewegen.

▶ **Gewachsene hierarchische Strukturen sind nur unter Einbindung der Beteiligten und nur behutsam zu verändern. Ein Scheitern ist dabei immer möglich ist und hat nur bedingt etwas mit der eigenen fachlichen oder auch menschlichen Qualifikation zu tun.**

Es muss immer mit Konstellationen gerechnet werden, in denen man trotz aufrichtigen Bemühens kaum eine Chance hat, sich qualifiziert einzubringen. Unter diesen Umständen bleibt die Option, sich entweder in das bestehende System zu integrieren und den Anspruch auf grundlegende bzw. schnelle Veränderungen zurückzustellen oder die Konsequenzen zu ziehen und die Stelle zu wechseln. Allerdings ist dabei auch wichtig, möglichen Veränderungen Zeit zu geben, mögliche eigene Anteile an Schwierigkeiten zu reflektieren und sich extern beraten zu lassen.

- **Fall 12: Die Fehldiagnose oder das gespaltene Team**
- ■ ■ **Fallschilderung**

In meiner Anfangszeit als neuer Oberarzt ereignete sich ein besonderer Fall:

Ich hatte einen Bereich zu verantworten, in dem wir vorwiegend Patienten mit epileptischen Anfällen zu diagnostizieren hatten, während der andere Teil der Klinik, nahe dem Chefarztsekretariat, durch eine erfahrene, schon viele Jahre in diesem Krankenhaus tätige Oberärztin geleitet wurde, die mit dem Chef von der gleichen Universitätsklinik gekommen war und die die Abteilung mit aufgebaut hatte. Ich war in einer anderen Universitätsklinik gewesen und hatte dort ein Elektroenzephalographie-Zertifikat und differenzierte epileptologische Kenntnisse erworben. So ergab sich schon aus der Grundkonstellation eine Konkurrenzsituation zwischen zwei unterschiedlichen universitären Ausbildungen. Der klinische Alltag war aber durch eine sehr ungleiche Kräfteverteilung gekennzeichnet, weil der Chef und die Oberärztin sehr eng zusammenarbeiteten, sie ihn in Abwesenheit vertrat und ihm darüber hinaus in jeder Situation den Rücken freihielt. Das führte dazu, dass bei den wöchentlichen Chefvisiten bei mir Chef- und Oberärztin erschienen und sie auch in meinem Bereich das Wort zu führen versuchte. Dabei gab es bezüglich fachlicher Einschätzungen durchaus Kontroversen zwischen beiden, die aber meist hinter verschlossenen Türen ausgetragen und nur als Gerücht bekannt wurden. Auch klagte sie den Assistenzärzten gegenüber über ihre außerordentlich hohe Arbeitsbelastung, die sie aber selbst suchte und aus der sie auch ihr Selbstbewusstsein schöpfte.

In dieser Situation war in meinem Bereich ein 24-jähriger Patient aufgenommen worden, der in seiner über 2-jährigen Anfallsgeschichte schon einige medizinische Stationen durchlaufen hatte, weil er über therapieresistente Anfälle klagte. Er hatte ursprünglich in seiner Arbeit als Kranfahrer einen schweren Unfall erlitten und war wegen eines ernsten Schädelhirntraumas mit Gehirnquetschung der linken vorderen Hirnabschnitte für Wochen im Koma gewesen. Dann hatte man ihn schnell rehabilitiert, und er war in seinen Beruf zurückgekehrt, ohne selbst wieder Kranfahren zu dürfen. Im Laufe des ersten Jahres hatten sich dann anfallsartige Zustände eingestellt, die mit minutenlanger Erstarrung und Sprachlosigkeit einhergingen und sich tageweise so häuften, dass ein Arbeitseinsatz nicht möglich war. Unter der Annahme von epileptischen Anfällen hatte man ihn auf ein gut wirksames Antiepileptikum eingestellt, ohne die Anfälle beseitigen zu können. Auch ein Aufenthalt in einer berufsgenossenschaftlichen Spezialklinik hatte daran nichts ändern können. So sollten wir nun über den Fortgang der Therapie entscheiden und die Diagnose einer Epilepsie bestätigen. Die während meiner anfänglichen Abwesenheit erstverantwortliche Oberärztin hatte sich bei der Vorstellung des Patienten schon festgelegt, da sie von der Epilepsie überzeugt war. Dennoch zogen wir alle diagnostischen Register bis zu mehreren Provokations-EEGs, ohne dass wir zu einer überzeugenden Einschätzung kamen. Auf der Station konnten wir allerdings Anfälle beobachten und sogar mit dem Video aufnehmen, wobei sich zarte Zuckungen im Gesicht beobachten ließen. Das alles beflügelte die Oberärztin in ihrer Auffassung, dass es sich um eine von der alten Verletzungsnarbe im frontalen Gehirn ausgehende sog. fokale Epilepsie handelte, die sich nicht in der Elektroenzephalographie (EEG) abbildete, da es sich um eine mit dem Oberflächen-EEG schwer zugängliche Region handeln würde. Es

3

sei also eine sehr seltene Ausnahmesituation. Dieser Argumentation konnte ich nur bedingt folgen, hatte aber selbst keinerlei weiterführende Argumente zur Hand als den unzureichenden EEG-Befund. Meiner Vermutung nach musste es sich um sog. psychogene, also aus psychischer Motivation heraus entstehende Anfälle handeln, bei denen eine antiepileptische Medikation naturgemäß keinen Erfolg hat. Schnell hatten sich Parteiungen gebildet, die das Kollegenteam spalteten. Mit Mühe konnte ich bei der Chefvisite durchsetzen, dass – auch auf das Risiko weiterer Anfallsprovokationen hin – das Medikament abrupt abgesetzt wurde, um den Verlauf ohne Medikation zu beobachten. Eine Woche später hatten sich die Anfälle weiter gehäuft, aber es war uns nicht gelungen, einen Anfall unter der direkten EEG-Ableitung aufzuzeichnen. Wieder standen wir vor der prekären Situation entscheiden zu müssen, wie es weitergehen sollte, und meine Argumente sowie die meiner Assistenten wurden immer spärlicher. Der nicht so klar positionierte Chef gewährte mir noch einen Aufschub von einer Woche für meine diagnostische Entscheidung. Und ich tat, was gute Kriminalisten in solchen Fällen immer empfehlen, ich begann den Fall noch einmal von Neuem zu explorieren und den Patienten zu befragen. Dabei festigte sich die Überzeugung einer psychogenen Dynamik eines jungen hirntraumatisierten Patienten, der durch die übereilte und sein hirnorganisches Psychosyndrom nicht berücksichtigende Wiedereingliederung in den Arbeitsprozess seine zweifellos herausgehobene Stellung als Kranführer zu verlieren geglaubt und sich so in die Krankheit geflüchtet hatte. In dem sehr langen und weitgehend offenen Gespräch wurde mir auch klar, dass es sich dabei nicht um bewusste Vortäuschungen handelte, sondern um ein unbewusstes Geschehen, welches eine Psychotherapie erforderte. Auch gelang es mir, meine letzte Trumpfkarte auszuspielen und ihm quasi suggestiv dazu zu überreden, am nächsten Tag bei einem erneuten Provokations-EEG sich ganz auf seine Symptomatik zu konzentrieren. Am Tag darauf eilte ich ins EEG, um die Untersuchung zu verfolgen und konnte nicht nur den schon mehrfach beschriebenen Starrezustand registrieren, sondern darüber hinaus eine von ihm gemachte und nicht neurologisch oder epileptologisch erklärbare Krampfhaltung der rechten Hand beobachten, die keinerlei pathologisches Korrelat im EEG hatte. Die Diagnose psychogener Anfälle war bestätigt und führte bei der „Gegenpartei" zu wenig Interesse, d. h. sie wurde kaum zur Kenntnis genommen. Lediglich die Assistenten meines Bereichs fühlten sich bestätigt und ich in der Rolle als ihr leitender Ausbilder. Dem Patienten gegenüber hatte ich nun freie Hand mit meinen Maßnahmen, das Medikament blieb abgesetzt, und ich konnte nach langer Aufklärung des Patienten eine Psychotherapie einleiten. Da sich die Durchführung der Psychotherapie organisatorisch als schwierig und langwierig erwies, blieben die prognostischen Aussichten nach meiner Einschätzung ungünstig.

> **Eine durch unterschiedliche Schulen geprägte Herangehensweise an Diagnostik und Therapie spaltet die Behandelnden, weil es letztlich um Eitelkeiten und Rechthabereien geht, bei denen man die eigene fachliche Herkunft verteidigen will.**

Gefordert ist hier nicht nur der fachlich souveräne, sondern der vermittelnde und überzeugende Chef, der dabei hilft, die Spaltungen zu überwinden. Für mich bestand der einzige Ausweg darin, noch einmal unvoreingenommen von vorn zu beginnen und dies nicht am Schreibtisch oder allein im Labor, sondern zusammen mit dem Patienten.

■■   **Kommentar**

Das hier beschriebene Phänomen einer fachlich gespaltenen Kollegenschaft kann durch eine unterschiedlich akzentuierte Ausbildung verursacht sein, die zu unterschiedlichen Ansätzen in der Diagnosebildung führt. Aus den verschiedenen Sichtweisen kann auch eine gewisse Lagerbildung resultieren, wenn durch eine „Solidarisierung" die Konsensmeinung der „eigenen" Gruppe verstärkt wird. Eine bestimmte Konkurrenz verschiedener „Schulen" (Abteilungen) ist für die Diagnosebildung u. U. positiv, da unterschiedliche Positionen eingenommen werden, die wechselseitig zum Erkenntnisgewinn beitragen können, zumindest solange die Bereitschaft besteht, die Argumente der anderen Kollegen ernst zu nehmen. Wird jedoch die eigene Position bzw. die Position des eigenen Lagers als per se „richtig" betrachtet (dies ist für Berufsanfänger, die noch nicht auf einen eigenen Erfahrungsschatz zurückgreifen können, leicht eine Gefahr), so verengt sich die Perspektive auf die Bestätigung der eigenen Position. Die Neigung, einen Gruppenkonsens herzustellen, ist zumindest dann negativ zu werten, wenn er nicht prinzipiell die Argumente der „anderen Seite" berücksichtigt.

Aus erkenntnistheoretischer Sicht sind Diagnosen Hypothesen, die im Falle verschiedener „Schulen" auf unterschiedlichen Prämissen beruhen, die der Verifikation bedürfen. Die Diagnosebildung bewegt sich in einem Spannungsfeld von wissenschaftlichen Grundlagen und Empirie, dabei werden die auf naturwissenschaftlicher Ebene (Laborwerte, EEG etc.) basierenden Diagnosen prozessual mit dem Krankheitsbild bzw. der Entwicklung des Krankheitsbildes abgeglichen, d. h. falsifiziert oder verifiziert. In der Praxis kann dies nur bedeuten, dass man von der eigenen in Studium und Ausbildung erworbenen Position ausgehend, immer mögliche weitere Perspektiven in Betracht ziehen muss, die u. U. auch die eigenen Überzeugungen tangieren (und bereichern) können. In dem beschriebenen Beispiel kommt ein weiterer Aspekt hinzu, der gelegentlich den Rückzug auf die „reine" Wissenschaft in Form verifizierbarer Messergebnisse erschwert. Sind die Ergebnisse der Anamnese, der Untersuchung und des Krankheitsbildes nicht kongruent, so besteht bei einer bereits erfolgten Festlegung der eigenen Diagnose (hier: Epilepsie) die Gefahr, die eigenen Erkenntnismöglichkeiten zu reduzieren und Symptome auch dann in die Diagnose zu integrieren, wenn Restzweifel an der Richtigkeit der Diagnose bleiben sollten. In diesem Fall hat sich gezeigt, dass auch die Grenzen des eigenen Fachgebiets tangiert werden können, wenn wie bei diesem Patienten psychogene Faktoren eine Rolle spielen und statt der Gabe von Medikamenten eine psychotherapeutische Behandlung angezeigt ist.

Häufig lassen sich Fälle, auch bei optimaler Nutzung aller Ressourcen, nicht eindeutig in einen konsistenten therapeutischen Prozess transformieren. Immer wieder bleiben für unterschiedliche „Schulen" genügend Argumente, um weiterhin die eigene Diagnose zu favorisieren.

> **Entscheidend für die Entwicklung der eigenen Fachlichkeit bleibt die grundsätzliche Bereitschaft, nicht nur eigene Diagnosen als Hypothesen zu betrachten, sondern andere Ansätze kritisch zu würdigen und sich im Interesse der Patienten und des Fachgebiets, eine offene Haltung zu bewahren.**

■ **Fall 13: Das verkannte Querschnittssyndrom oder die schmerzliche Fehleranalyse**
■ ■ **Fallschilderung**
Als schon nicht mehr ganz junger Oberarzt wurde ich einmal vor eine schwierige Situation gestellt:

Meine Kollegen auf der Station hatten im Bereitschaftsdienst am Wochenende eine 17-jährige Patientin aufgenommen, die über Missempfindungen in den Beinen und Gangstörungen geklagt hatte. Die Aufnahme war mit einer Dramatik einhergegangen, die meiner Einschätzung nach keineswegs gerechtfertigt war, denn die Patientin war meinen Untersuchungsergebnissen zufolge neurologisch nicht ernsthaft krank. So sagte ich es auch meinen Kollegen, die am Wochenende unter dem Verdacht einer entzündlichen Nervenerkrankung sogar eine Lumbalpunktion mit Hirnwasserentnahme durchgeführt hatten. Als diensthabender Oberarzt hatte ich schon am Telefon mit meinen Kollegen diskutiert, da ich nicht die nötige Indikation für eine Lumbalpunktion sah. Letztendlich hatte ich der Durchführung der Untersuchung jedoch zugestimmt. So sah ich mich doppelt bestätigt, als die Ergebnisse der Hirnwasseruntersuchung normale Ergebnisse zeigten. Im Gegensatz zu meinen Kollegen konnte ich im Anamnesegespräch mit der Patientin eine besondere psychische Konstellation aufzeigen, die eine sog. simulierte klinische Situation bei der Patientin nahelegte: So kam sie aus einem schwierigen Elternhaus und war über viele Jahre unter einem sehr autoritären Stiefvater aufgewachsen, der ihr alles verbot und den sie verachtete. Die Mutter war demgegenüber sehr schwach, meist arbeitslos, dem Alkohol zugeneigt und hatte sich wenig um das heranwachsende Kind gekümmert. Die Patientin hatte sich nach meiner Einschätzung als Zeichen einer verspäteten Pubertätsreaktion – sie war ohnehin auch körperlich retardiert – dagegen aufgelehnt, und so war es zu heftigen familiären Auseinandersetzungen gekommen, in denen der auch schon früher aggressive Stiefvater zugeschlagen hatte. Auch die jüngere, leibliche Tochter des Stiefvaters spielte als Konkurrentin bei den Streitigkeiten eine wichtige Rolle. Also handelte es sich nach meiner Meinung um eine klassische Konstellation, bei der das Mädchen in die Krankheit und schließlich ins Krankenhaus geflohen war. Dazu kam, dass sie sich im Gespräch nur schwer öffnete und mir keineswegs sympathisch schien. So traktierte ich sie mit meinen neurologischen Untersuchungen zum Stand und Gang, zu den Reflexen und zur Sensibilität und konnte dadurch für mich überzeugend demonstrieren, dass es sich um die Symptome einer psychogenen Lähmung handelte.

Damit war die einzige Maßnahme, die ich neben der Einleitung einer psychologischen Betreuung den Stationsärzten zugestand, die weitere stationäre Beobachtung der Patientin. Eine weiterführende elektromyographische Analyse hätte sowieso in der Frühphase der Erkrankung keine richtungsweisenden Ergebnisse gebracht. Bei den täglichen Visiten zeigte sich keine Besserung, die Symptome blieben unspezifisch. Allerdings wurde mir von einem zunehmenden Leidensdruck der Patientin und einer schlechteren Laufbereitschaft berichtet. Als sich nach sechs Tagen nichts Wesentliches geändert hatte, drängte ich sogar auf Entlassung, wurde aber im Gegenzug von den Stationsärzten mit der Frage nach einer erneuten Lumbalpunktion bedrängt. Nur widerwillig stimmte ich zu, da schon die erste Punktion sehr schwierig gewesen war. Aber das Ergebnis war eindeutig und überzeugend: Es zeigte sich die typische Eiweißvermehrung im Hirnwasser, ohne dass Entzündungszellen nachweisbar waren, also die typische Konstellation für ein sog. Guillain-Barré-Syndrom mit drohender Querschnittslähmung. Als ich die Patientin anschließend sah, war mir auch vom Untersuchungseindruck völlig klar, dass die Diagnose meiner Kollegen stimmte: Sie hatte eine beginnende Querschnittslähmung und ich hatte auf das falsche diagnostische Pferd gesetzt.

? Was hatte ich versäumt?

Ich hatte mir über den Krankheitsverlauf kein eigenes Bild gemacht, sondern hatte lediglich den Äußerungen der wegen des Dienstplans wechselnden Kollegen vertraut. Natürlich hatte es im Laufe der Tage eine entscheidende Verschlechterung im Befinden gegeben, wie mir jetzt klar war. Diese hatte ich aber aus den Schilderungen der Ärzte nicht wahrgenommen oder nicht wahrnehmen wollen, da ich ja mit meinem psychogenen Paradigma eine andere Diagnose favorisiert hatte. Wie kam ich da wieder heraus? Die erste Reaktion war die einer gekränkten Eitelkeit, also die eines Rückzugs. Natürlich wurden sofort die notwendigen Therapien eingeleitet, aber meine Souveränität war verloren. Doch dann dämmerte es mir, dass das defensive Verhalten meine Blamage nicht bessern, sondern verschlimmern würde, und ich ging in die Offensive, d. h. in eine klare Fehleranalyse ohne eigene Schonung. Die nächste Gelegenheit zur

Fallbesprechung wurde genutzt, um einerseits die wissenschaftlichen Besonderheiten des Falles zu erörtern (normalerweise verlaufen diese Krankheitsbilder schon am Anfang der Symptomatik mit einer nachweisbaren Eiweißvermehrung), andererseits um die Übermittlungsfehler der den Dienst wechselnden Ärzte aufzuzeigen und meine vorzeitige diagnostische Fehleinschätzung zu analysieren. Die Erkenntnis war, dass neben der Verdachtsdiagnose Differenzialdiagnosen so lange zu berücksichtigen sind, bis möglichst eindeutige Beweise vorliegen. Und das gilt in besonderem Maße dann, wenn zu vorschnell psychogene Verhaltensweisen vermutet werden und so der Patient diagnostisch abgeurteilt wird. Für mich war es eine schmerzliche Weiterbildung, für die jungen Kollegen aber hoffentlich eine lehrreiche.

▪▪ Kommentar

Aus erkenntnistheoretischer Sicht erscheint die Anamnese als induktives Verfahren, bei dem aus einer Vielzahl von Informationen ein Ergebnis abgeleitet wird. Dieses Verfahren führt schließlich zu der Bildung einer Theorie, der Diagnose. Aus dieser werden im Anschluss therapeutische Maßnahmen abgeleitet, was einem deduktiven Verfahren entspricht, bei dem aus einer gegebenen Prämisse logische Schlüsse gezogen werden. Schließlich werden in diesem Verfahren Mechanismen einer Rückkoppelung integriert, die im Sinne einer Verifizierung der therapeutischen Maßnahmen (als aus der Diagnose abgeleitete logische Verfahren) fungieren. Diese werden durch Kollegen aus dem eigenen Fachgebiet unter Einbindung anderer Fachgebiete (Differenzialdiagnosen) initiiert oder erfolgen durch einen eigenen Rekurs auf die Anamnese, die zu Beginn des Prozesses gestellt wurde. Rückkoppelungsschleifen sind vor allem dann notwendig, wenn sich keine Kongruenz der verschiedenen Ebenen Anamnese, Diagnose, Therapie(erfolge) erkennen lässt.

Allerdings ist in der Praxis nicht immer auszuschließen, dass der Prozess der Verifikation der Ausgangshypothese im Alltag in den Hintergrund gerät. Es besteht leicht die Gefahr, dass die Meinung, die man sich beim ersten Gespräch oder der ersten Visite bildet, den weiteren Verlauf der Diagnosefindung und darauf folgend den Verlauf der Therapie erheblich beeinflusst. Die Diagnose „psychogene Lähmung" ist vor dem Hintergrund der durch eine umfangreiche Anamnese gewonnenen Erkenntnisse durchaus naheliegend. Die Familiengeschichte und der Eindruck, den die junge Frau macht, scheinen dies zu bestätigen. Wird dieser plausibel erscheinende Eindruck durch ein erstes Untersuchungsergebnis bestätigt oder zumindest nicht widerlegt, so kann die weitere Bewertung des Falls dadurch determiniert werden. Es besteht auch die Gefahr, dass weitere Beobachtungen und ein sich verschlechternder Zustand der Patientin hartnäckig auf die Ausgangshypothese projiziert und auftretende Diskrepanzen „zurechtinterpretiert" werden.

Die Bildung einer Grundhypothese ist grundsätzlich eine große Erleichterung bei der Strukturierung eines durch vielfältige Anforderungen geprägten Arbeitsalltags. Es ist allerdings in der Praxis kaum möglich, permanent alle, d. h. eigene und fremde Diagnosen im Sinne von Arbeitshypothesen zu hinterfragen, da dies eines erheblichen Aufwandes bedarf. Zudem erleichtert ein einmal definierter Bewertungs- bzw. Diagnosekonsens nicht nur das eigene Agieren, sondern auch die Kooperation mit den Kollegen erheblich. Entscheidend ist in diesem Zusammenhang, sich dieser Problematik bewusst zu bleiben und besonders auf Widersprüche zwischen der Diagnose und der Entwicklung der Patienten vor allem in potenziell bedrohlichen Fällen zu achten und grundsätzlich bereit zu sein, auch eigene Prämissen in Frage zu stellen. Dies kann, zumal in leitender Position, manchmal auch peinlich sein, doch bleibt – hat man die eigene Einschätzung als falsch erkannt – nur die „Flucht nach vorn". Falls es gelingt, die eigene „Schwäche" durch eine Thematisierung in einem geeigneten Rahmen (hier die Teamsitzung) nicht nur

„zuzugeben", sondern sie programmatisch zu nutzen, um grundsätzliche Fragen zu erörtern, so kann dies sehr positive Effekte haben. In einer Arbeitssituation, in der man systematisch eigene oder fremde Hypothesen (Diagnosen) in einem permanenten Prozess zu verifizieren und/oder zu variieren hat, ist ein Klima der Aufmerksamkeit und der kollegialen Korrektur im Sinne der Patienten absolut notwendig.

Deutlich wird dabei auch, wie wichtig ein „gutes" **Fehlermanagement** ist. Fehler sind im medizinischen Bereich aus haftungsrechtlichen Gründen, aber auch aufgrund des verbreiteten ärztlichen Selbstverständnisses, dass diese in der Medizin keinen Platz haben, mehr oder weniger stark tabuisiert. Gleichwohl kommen Fehler vor, sodass ein praktikables Vorgehen im Umgang mit Fehlern gefunden werden muss. Auf der **institutionellen Ebene** erscheint es wichtig, ein Fehlermanagement so zu gestalten, dass Fehler nicht tabuisiert und der subjektiven „Schuld" einzelner Mitarbeiter zugeordnet, sondern systematisch aufgearbeitet und damit objektiviert werden, um mögliche grundlegende Ursachen von Fehlern auszuschließen und durch eine Analyse die Qualität der Arbeit des Teams insgesamt zu steigern. Auf der **individuellen Ebene** ist es wichtig, für sich ein Prozedere zu etablieren, um mit möglichen Schuldgefühlen umgehen zu können. Hilfreich kann dabei eine Art ritualisierter Umgang mit Vorfällen sein, in denen man eigene Fehler erkannt hat oder erkannt zu haben glaubt. Eine Aufarbeitung des Geschehens, in der der Verlauf noch einmal nachvollzogen wird und Erkenntnisse aus den Fehlern gewonnen werden, kann ähnlich wie beim Umgang mit dem Tod von Patienten eine Möglichkeit sein, sich zu lösen, um sich dann neuen Aufgaben stellen zu können.

Untersuchungen innerhalb der Ärzteschaft zeigen eine dominierende Bedeutung der Fort- und Weiterbildung, sodass neben der Ad-hoc-Ritualisierung von Fehlern die Thematisierung von institutionellen Formen der Fehleranalyse im Rahmen von Fort- und Weiterbildungen empfehlenswert wäre. Besonders in der Zufriedenheitsskala der jungen Ärzte spielt die Fort- und Weiterbildung eine herausragende Rolle: So bewerteten in der Münsteraner Studie zwar fast 60 % der Kollegen die Rahmenbedingungen in der Weise, dass diese einen regelrechten Abschluss zum Facharzt ermöglichten (Buxel 2013); dennoch lag der Anteil der unzufriedenen Ärzte in der Facharztweiterbildung mit knapp 45 % relativ hoch. So wurde geklagt, dass die Arbeitgeber die Kosten für Fort- und Weiterbildung nicht übernehmen würden, neue Kollegen nur unzureichend eingearbeitet seien und die Teilnahme an Kongressen nicht ausreichend unterstützt würde. Unter dem Blickwinkel des zunehmend fehlenden Ärztenachwuchses zeigt sich hier ein weites Feld für eine progressive Personalentwicklung.

- **Fall 14: Die Rollenverteilung auf der Intensivstation oder das Ausweichen der Ärzte**
- - **Fallschilderung**
Während meiner Zeit als neurologischer Konsiliararzt auf einer interdisziplinären Intensivstation mit schwersten, vor allem neurochirurgischen Fällen gab es auf der Intensivstation eine Reihe von schwierigen Situationen und Fragestellungen, sodass ich als relativ Außenstehender dem Intensivteam vorschlug, diese in außerordentlichen Teamsitzungen aufzuarbeiten. Das schien mir auch dazu geeignet zu sein, bestimmte kontroverse Patientensituationen retrospektiv zu besprechen. So bot ich an, diese dann im Sinne der heute üblichen Supervisionen zu moderieren. Alle, sowohl Ärzte als auch Krankenschwestern, waren begeistert und nahmen je nach Dienstplan und Verfügbarkeit mit Freuden daran teil: Wir diskutierten über psychisch belastende Situationen und Reaktionen auf den Intensivabteilungen, über Probleme der Eingewöhnung für neue Mitarbeiter und die Einstellungen der manchmal nicht ganz verständigen Vorgesetzten und befanden uns meist im Konsens. Sehr gut kamen auch die von mir initiierten Patientenvorstellungen an, in denen ich Patienten vorstellte, die erfolgreich behandelt worden

waren und über ihre Erfahrungen berichten konnten. So konnten wir die auf Intensivstationen häufig nur negativen und von Erfolglosigkeit gekennzeichneten Erfahrungen relativieren und ein wenig zur besseren Berufsmotivation beitragen.

Mit dem Fortgang der Treffen veränderte sich die Kommunikationsweise: Vorwiegend von den Krankenschwestern wurden Fälle angesprochen, in denen es sich um klinische Grenzsituationen handelte. Da war z. B. nach Meinung der Krankenschwestern bei einem Patienten eine Beatmung in einer Weise prolongiert worden, die keinerlei Aussicht auf Erfolg oder Remission besaß. In einem anderen hoffnungslosen Fall waren medikamentöse Therapien unverhältnismäßig ausgedehnt worden. Bei einem anderen Patienten hatte keiner der wegen des Dienstplans häufig wechselnden Ärzte die Verantwortung für das Absetzen offensichtlich unnützer Medikamente übernommen, sodass diese bis zum Tode weitergeführt wurden. Es entwickelte sich eine Dynamik, die die Ärzte zunehmend in eine defensive Rolle drängte. Offensichtlich hatte, bedingt durch die unterschiedliche Visitenkultur (prinzipiell visitierten beide Berufsgruppen überwiegend separat) keine ausreichende Kommunikation über die notwendigen medizinischen Maßnahmen sowie deren Notwendigkeit stattgefunden. Unausgesprochen beklagten sich die Krankenschwestern darüber, von den Ärzten zum „Abarbeiten" benutzt zu werden. Natürlich trauten sie sich in Gegenwart der ihnen vorgesetzten Ärzte nicht, diesen Sachverhalt offen anzusprechen. Obwohl die teilnehmenden Ärzte sich mit vielen Einzelbegründungen abmühten, gelang es ihnen nicht, ihre Rolle zu reflektieren und die eingeschränkten Sichtweisen ihrer Berufszugehörigkeit zu überwinden. Es entwickelte sich also eine Lagerdiskussion. Da die Zeit in den Teamsitzungen begrenzt war, wurde das entscheidende Thema immer weiter aufgeschoben, wobei von Treffen zu Treffen immer weniger Ärzte teilnahmen und sie sich zunehmend hinter anderen Entschuldigungen und beruflichen Verpflichtungen versteckten. Es war also nicht gelungen, sie über das rein wissenschaftliche Interesse hinaus emotional zu treffen, um in einen echten Dialog einzutreten. Offenbar, und das hat sich für mich später mehrfach bestätigt, gelingt es Ärzten äußerst selten oder nur mit Mühe, ihre im medizinischen Bereich dominierende Rolle in Frage stellen zu lassen, um letztlich zu den echten Problemen vorzustoßen. Lieber weichen sie in bemühte Wissenschaftlichkeit und in Rollenverhalten aus. Diese innere Haltung zu ändern ist sicher eine große Aufgabe in der Ausbildung von Ärzten.

■■ Kommentar

Die hierarchische Struktur des Krankenhausbetriebs mit in der Regel klaren Entscheidungswegen ist aus organisatorischer Sicht grundsätzlich notwendig. Die komplexen Prozesse und die häufig nur kurzen Phasen der Entscheidungsfindung lassen kaum eine andere Möglichkeit, als Verantwortliche zu benennen, die nicht nur das Recht zur Entscheidung haben, sondern zugleich auch die Verantwortung für diese übernehmen. Diese Funktion ist auf den verschiedenen fachlichen und hierarchischen Ebenen im Krankenhaus der Ärzteschaft übertragen. Aufgrund dieser Funktion und der daraus erwachsenden Verantwortung entsteht die Gefahr „einsamer" Entscheidungen. Die Vorzüge einer gemeinsamen Entscheidungsfindung im (ärztlichen) Team werden oft auch aus Zeitmangel nicht genutzt. Die Diskussion verschiedener therapeutischer Möglichkeiten, die über die reguläre Visite hinausreicht, bindet Aufmerksamkeit und Kräfte und kostet vor allem Zeit. Dies trifft besonders auf die Kooperation mit den Pflegekräften zu, die zumeist näher am Patienten sind und aufgrund ihrer Erfahrungen die Relevanz bestimmter Behandlungsschritte häufig sehr gut beurteilen können. Wegen der unterschiedlichen Ausbildung (Studium bzw. Lehrausbildung), der Funktion im Krankenhausbetrieb und nicht zuletzt wegen der sich auch in der Bezahlung ausdrückenden Position neigen Ärzte nach wie vor dazu, die Meinung der Krankenschwestern mehr oder weniger grundsätzlich aus ihren Entscheidungen auszuklammern. Umgekehrt besteht beim Pflegepersonal häufig die Ansicht, man hätte gar nicht das Recht (oder die Pflicht), auch sachlich gut begründete Hinweise zu geben, da man aus Entscheidungsprozessen ohnehin ausgeklammert sei. Wünschenswert ist es vor diesem Hintergrund sicher, diese Ebene der Kommunikation in einer institutionalisierten Form zu etablieren und alle Mitarbeiter entsprechend zu schulen. Ziel wäre es, vor dem Hintergrund der organisatorischen Sachzwänge, Möglichkeiten zu finden, Synergieeffekte im medizinischen Alltag zu erzeugen und von ihnen zu profitieren. Dabei könnte der Teamarbeit eine wichtige Funktion zukommen, ohne Entscheidungsprozesse insgesamt komplexer zu gestalten. Die permanent steigende Arbeitsdichte, die zu immer kürzeren Entscheidungsprozessen führt, verlangt nach einer verstärkten Nutzung der fachlichen Ressourcen aller Mitarbeiter im Krankenhaus. Die dafür notwendigen Rahmenbedingungen sind in vielen Fällen (noch) nicht gegeben. Für den jungen Arzt im Krankenhaus empfiehlt es sich deshalb durchaus, diese Kooperation bereits frühzeitig zu beginnen, indem er versucht, eine Kultur der Dialogbereitschaft und Kooperation zu pflegen, die einen gegenseitigen Austausch erleichtert. Die Gefahr, den eigenen Status zu gefährden und in eine ständige Diskussion über die eigenen Entscheidungen verwickelt zu werden, erscheint dabei eher gering.

- **Fall 15: Die falsch platzierte Magensonde oder das berechtigte Haftpflichtverfahren**
- **Fallschilderung**

Als neurologischer Konsiliararzt wurde ich eines Tages auf die Intensivstation gerufen, um eine schwerkranke Patientin zu untersuchen, die ihre Beine nicht mehr ausreichend bewegen konnte. Diagnostisch war der Fall schnell klar:

Es handelte sich um eine sog. Critical-Illness-Polyneuropathie, eine Nervenerkrankung der peripheren Nerven, die bei Patienten auftreten kann, die über längere Zeit, meist unter lebensbedrohlichen Umständen, intensivmedizinisch beatmet und behandelt waren. Dies war bei der 69-Jährigen der Fall gewesen: Sie hatte wegen eines operierten Zungenkarzinoms eine Magensonde bekommen und war wegen der darauf folgenden Komplikationen beatmet worden, wie mir berichtet wurde. Unmittelbar nach meiner Untersuchung wurde ich von dem offensichtlich auf mich wartenden Ehemann abgefangen, der mich, nachdem ich ihm die neurologische Diagnose mitgeteilt hatte, besorgt in ein Gespräch über viele Details verwickelte und mich zu einer Meinung drängen wollte. Nach seiner Kenntnis hatte sich das Komplikationsbild nach dem Legen der Magensonde herausgebildet, die beim Platzieren die Magenwand durchstoßen hatte, sodass zwei Läsionen entstanden waren, die man dann operieren musste. Was ich wohl dazu meinte, wollte er wissen, da er beabsichtigte, ein Klageverfahren anzustreben. Ich fühlte mich durch das Insistieren des Mannes bedrängt und stand unter Zeitdruck, sodass ich ihm nur unwirsch antwortete, dass eine Verletzung des Magens durchaus bei solchen Eingriffen an Schwerkranken vorkommen kann und damit noch keine Pflichtverletzung vorliege. Vielmehr sei bei ordnungsgemäßer Aufklärung keine ausreichende Begründung für eine Klage gegeben. Erst am nächsten Tag informierte ich mich genauer über den Fall und konnte nach einigen Ausflüchten meiner Kollegen auf der Intensivstation erfahren, dass die Patientin über die genannte fehlerhafte Magensonde noch drei Tage „ernährt" worden war und man sich trotz der von der Patientin geklagten Bauchbeschwerden nicht ausreichend um sie gekümmert hatte. So war sie auf eine internistische Normalstation verlegt worden, wo trotz wiederholter Anfragen kein Chirurg zur Konsultation zur Verfügung stand, um die Magensonde fachgerecht zu überprüfen. Vielmehr hatte sich eine heftige Bauchfellentzündung eingestellt, die eine schwierige chirurgische Intervention erforderlich gemacht hatte. Bei dieser musste man dann die Reste der 3-tägigen Ernährung über die Sonde entfernen, konnte aber die lebensbedrohliche Gefährdung der Patientin durch die sich ausdehnende Entzündung über Wochen nicht vermeiden. Letztendlich hing das Überleben am seidenen Faden und die aktuelle Komplikation, die nachfolgende Nervenstörung, war nur ein Aspekt eines durch ärztliche Prozedur- und Überwachungsfehler verursachten Leidensweges. Und ich hatte in einem mir zweifellos aufgedrängten Beratungsgespräch diesen schwerwiegenden Sachverhalt bagatellisiert und abgewiesen! Warum eigentlich? Natürlich war mir der Ehemann durch sein unangemessenes Drängen nicht sympathisch gewesen, natürlich war ich in Zeitnot gewesen, natürlich hatte ich mich über den Fall nicht sachgerecht informiert. Aber ich hatte in einer spontanen Reaktion nicht nur verärgert, sondern auch noch im Sinne einer ungerechtfertigten Verteidigung meiner Berufsgruppe gehandelt und war damit für meinen Gesprächspartner vollkommen unglaubwürdig geworden. Dies merkte ich bei einem späteren Gespräch schmerzlich, als ich ihm auf sein erneutes Fragen die neurologische Diagnose erklären musste. Ich traf auf eine Mauer des Misstrauens und Zweifels, die ich zumindest zum Teil selbst verursacht hatte. Eine therapeutische Vertrauensbasis ließ sich auch später nicht wieder herstellen. Ich hatte meinen Bonus verspielt.

❯ Aus einer affektiv und zeitlich angespannten Lage heraus empfiehlt es sich immer, Zeit zu gewinnen, auf einen neuen Termin zu verweisen und einen geeigneten Zeitpunkt zu finden, in dem man informieren und kompetent Antwort geben kann.

■■ **Kommentar**
Der spontane Impuls, die eigene Berufsgruppe pauschal zu verteidigen, ist nachvollziehbar. Die Kollegen arbeiten unter Hochdruck sowie unter zeitlich und fachlich schwierigen Bedingungen, sodass die Argumente eines Laien, der als Ehemann der Patientin naturgemäß parteiisch argumentiert, leicht als wenig gewichtig betrachtet werden. Im Zweifelsfall, so der Impuls, werden die Kollegen, die man kennt und schätzt, schon richtig gehandelt haben. Zudem erinnert man sich schnell an Vorwürfe von Angehörigen, die sich später als unrichtig erwiesen haben. Wie sich in diesem Fall zeigt, kann man mit einem pauschalen Ablehnen der häufig emotional vorgetragenen Vorwürfe, auch falsch liegen. Zwar mag die Wahrscheinlichkeit eher gering sein, dass die Angehörigen als medizinische Laien mit ihrer, vielleicht mit heftigem Vorwurf, vorgetragenen „Diagnose" richtig liegen, so ist doch zu bedenken, dass etwa ein Ehemann seine Frau und ihre körperlichen Reaktionen gut kennt und in Einzelfällen auf Widersprüchlichkeiten seitens der behandelnden Ärzte hinweisen kann. Das Gespräch erfolgte hier in einem vorwurfsvollen Ton seitens des Ehemannes der Patientin und bereits einleitend wurde auf rechtliche Schritte hingewiesen, die eingeleitet werden sollen. Die Schwierigkeit besteht für den Arzt darin, einen möglichen sachlichen Kern auch aus unangenehmen Gesprächen zu extrahieren und entsprechend zu überprüfen. Noch gravierendere Konsequenzen können eintreten, wenn durch den Hinweis eines Angehörigen, ein möglicher Schaden für einen Patienten entweder verhindert oder in seiner Schwere gemindert werden könnte. Es empfiehlt sich deshalb dringend, Hinweise von Angehörigen oder Patienten auf einer sachlichen Ebene zu überprüfen.

■ **Fall 16: Die fehlerhafte Beatmung oder das verhinderte Arzthaftpflichtverfahren**
■■ **Fallschilderung**
Als neurologischer Konsiliararzt einer Intensivabteilung wurde ich eines Tages vor eine Frage gestellt, die mich bis heute beschäftigt und deren letzte Beantwortung aussteht:
Ich war zur neurologischen Verlaufsbeurteilung und Einschätzung der Rehabilitationsfähigkeit eines fast 60-jährigen Mannes gerufen worden, der sich seit ein paar Wochen in einem

3

eigenartigen Zustand befand. Er war zwar überwiegend wach, äußerte sich aber kaum oder nur mit Zustimmung oder Ablehnung, und sein Zustand hatte sich seit der Beatmung nur wenig verbessert. Dass es sich um eine prominente Persönlichkeit handelte, die ich von früher kannte, hatte ich schon bei der Namensnennung angenommen. Jetzt bewahrheitete sich diese Befürchtung, was mir die Aufgabe nicht leichter machte sollte.

Folgende Konstellation fand ich vor: Der Patient war vor zwei Monaten an einem Magenkarzinom operiert worden, was wohl erfolgreich gewesen war, und da keine Metastasen vorlagen, keine weiteren Maßnahmen erfordert hatte. Dann war es aber zu einer Fülle von Komplikationen gekommen, die mit einem Darmdurchbruch begonnen, sich mit einer Bauchfellentzündung fortgesetzt und zu Operationen und Beatmung geführt hatten. Da der Patient durch einen langjährigen Diabetes vorgeschädigt war, hatten die Intensivtherapeuten und auch meine neurologischen Voruntersucher die verzögerte Erholung im komplizierten Verlauf und den Vorerkrankungen begründet gesehen. Was meine Aufgabe wesentlich erschwerte, war die Anwesenheit der fast 80-jährigen Mutter am Krankenbett, die ich ebenfalls wiedererkannte und die seit dem Tode der Ehefrau des Patienten seinen Haushalt geführt hatte. Es hatte ohnehin eine enge Beziehung zwischen beiden bestanden, die den Charakter einer Symbiose angenommen hatte. So wurde ich auch schon gleich nach meiner Untersuchung von der Mutter des Patienten mit Fragen über den Zustand des Sohnes und zur Prognose der Erkrankung überfallen. Ich flüchtete mich in allgemeine Erklärungsmuster, spürte jedoch sofort ihre Skepsis und ihre gewaltige emotionale Bindung an den Sohn, der mit seiner Prominenz ihre Lebensträume erfüllt hatte. Ich versprach intensives Nachforschen und hielt die Prognose in gewissem Umfang für offen, d. h. ich konnte mir, über einen längeren Zeitraum gesehen, bei dem Patienten eine begrenzte Wiederherstellung mit Erreichen eines bestimmten Pflegestatus vorstellen. Ich unterstützte auch die in Aussicht gestellte Rehabilitation, zumal ich gespürt hatte, dass das Therapieteam der Intensivstation emotional erschöpft und durch die obsessive Mutter überfordert war. Bei weiteren Konsultationen konnte ich von der Mutter allerdings erfahren, dass die Verschlimmerung des Zustandes erst nach einer Intervention in der Beatmungssituation eingetreten war. Darüber hatte es seitens der verantwortlichen Intensivärzte bisher nur unklare Andeutungen gegeben, sodass ich an kompetenter Stelle nachhakte und erfuhr, dass es bei einem notwendigen Wechsel der Beatmungskanüle einen Zwischenfall gegeben hatte: Der Atemschlauch war dabei durch die Öffnung in der Luftröhre offenbar nicht richtig eingeführt worden, sodass die Beatmung in oberflächliche Hautstrukturen erfolgt war. Es hatte also, wenn vielleicht auch nur kurz, eine Unterversorgung des Gehirns mit Sauerstoff stattgefunden, die einer partiellen Hypoxie gleichkam. Diese hatte einen hypoxischen Hirnschaden verursacht, der schließlich zu starken kognitiven und sprachlichen Störungen und veränderten Bewegungsmustern und Lähmungen geführt hatte. Für mich war in diesem Augenblick diagnostisch alles geklärt, die Prognose jedoch damit wesentlich erschwert. Dafür aber hatte ich nun ein anderes Problem:

? Wie sollte ich damit umgehen, dass ein mögliches ärztliches Fehlverhalten alles verursacht hatte? – Wir sollte ich das der Mutter erklären? – Konnte ich sie belügen? – Oder sollte ich selbst eine Anzeige auf den Weg bringen? – War ich vielleicht sogar dazu verpflichtet, um einen wichtigen Tatbestand nicht zu verschleiern?

Ich entschloss mich zu einem bedingt offensiven Vorgehen und vereinbarte einen Termin beim zuständigen Chefarzt, dem ich meine diagnostische Sicht der Dinge darlegte. Er ließ sich weitgehend darauf ein und schilderte den Zwischenfall, zu dem er auch unmittelbar gerufen worden war, in aller Genauigkeit, die meine Verdachtsmomente auf Verschleierung entschärfte. Auch bestätigte er mir, dass er selbst mit der Mutter über das Ereignis gesprochen hatte, was letztlich auch stimmte. Nur über die Wertung dieses Vorfalls in der Kausalkette des aktuellen Krankheitszustands konnten wir keine volle Einigung erzielen, da er die Bedeutung für den hypoxischen Hirnschaden herunterzuspielen versuchte. So blieb also nur die schwierige Aufgabe, diesen komplexen Sachverhalt der emotional stark beeinträchtigten Mutter des Patienten zu erklären, was ich mit aller Sorgfalt tat, ohne sie zu weiteren Analysen und Anzeigen zu ermuntern.

? Hatte ich nun einen eigentlichen Arzthaftpflichtfall verschleiert? – Sind damit etwaige berechtigte Ansprüche auf eine Entschädigung verhindert worden?

Ich weiß diese Fragen bis heute nicht exakt zu beantworten. Nach einer gescheiterten Rehabilitation und einer versuchten Operation zur Anlage einer Sonde über den Dünndarm kam der Patient auf dieselbe Intensivstation zurück und wurde fachgerecht und liebevoll bis zu seinem Tode einen Monat später versorgt. Die Mutter selbst habe ich dann am Totenbett letztmalig gesehen und gesprochen. Wie mir berichtet wurde, brauchte sie noch fast ein Jahr, um alles zu überwinden, hat jedoch keine rechtlichen Schritte eingeleitet. Für mich bleibt lediglich das Fazit, einen komplizierten Prozess begleitet zu haben, bei dem ich mich in intensivem Kontakt mit allen Beteiligten um Aufklärung bemüht hatte, ohne in panische Reaktionen und überzogene Ratschläge zu verfallen. Alles sicher im Bewusstsein und darum bemüht, sich in den oder die Betroffenen hineinzuversetzen, um ihnen eine angemessene Entscheidung zu ermöglichen, aber nicht aufzudrängen.

▪▪ Kommentar

Die medizinische Ausbildung ist strikt naturwissenschaftlich ausgerichtet und damit dem Prinzip der Kausalität verpflichtet. Einer Ursache ist nach diesem Verständnis eine Wirkung zuzuordnen, die prinzipiell berechenbar und erklärbar ist. Die moderne Medizin hat auf dieser Grundlage große Fortschritte und Erfolge erreicht.

Zugleich wissen wir, dass diese wissenschaftliche Methodik hypothetisch von einer Ursache-Wirkungs-Folge ausgeht, die prinzipiell verallgemeinert werden kann. Der menschliche Organismus zeichnet sich durch eine hohe Komplexität aus, was häufig zu multikausalen Wirkungsketten führt. Die spezifische Ausprägung einer Erkrankung und die Reaktion auf medizinische Impulse sind eingebettet in eine komplexe Konstellation, die man gemeinhin als „Gesundheit" bezeichnet. Die dabei auftretenden, sich wechselseitig bedingenden Impuls-Wirkungs-Ketten sind kaum einzeln zu erfassen, die Auswirkungen von Therapien deshalb nicht exakt zu planen. Vor diesem Hintergrund ist festzuhalten, dass die Medizin zwar auf einer naturwissenschaftlichen Methodik basiert, zugleich jedoch aufgrund der beschriebenen Zusammenhänge immer auch eine **heuristische Wissenschaft** ist. Definitionsgemäß ist die Heuristik die „Kunst, mit begrenztem Wissen und wenig Zeit zu einem guten Ergebnis zu kommen" (Gigerenzer et al. 1999). Da die Komplexität des individuellen menschlichen Körpers eine exakte Prognose der Folgen von Eingriffen praktisch unmöglich macht, bleibt es in der Tat eine „Kunst", durch genaue Beobachtung der Folgen von Maßnahmen in kurzer Zeit Rückschlüsse zu ziehen, die ein möglichst hohes Maß an Erfolg versprechen. Dies entbindet den Arzt jedoch nicht von der Verpflichtung zu einer permanenten naturwissenschaftlich exakten Rückkopplung seiner Bemühungen, die man als ärztliche Verantwortung oder ärztliche Ethik bezeichnet. Ärztliches Handeln bewegt sich also in einem Spannungsfeld, das man als ethisch begründete naturwissenschaftliche Heuristik bezeichnen könnte.

3

Vor diesem Hintergrund kann auch der im vorangegangenen Beispiel beschriebene Konflikt des Arztes betrachtet werden, der einen ärztlichen Kunstfehler erkannt zu haben glaubt und sich über die Tragweite dieses Fehlers über lange Zeit hinweg nicht klar wird. Es erscheint plausibel, dass es zu einem tatsächlichen Fehler in der Beatmung gekommen ist. Es ist wahrscheinlich, dass dieser Fehler zu einem hypoxischen Hirnschaden beim Patienten geführt hat. Ob jedoch diese Kausalkette ursächlich zum Tod des Patienten geführt hat, ist aufgrund der Vorerkrankungen wahrscheinlich kaum zu verifizieren. Ebenso ist nicht klar, ob der Verlauf ohne den möglichen Fehler prinzipiell anders gewesen wäre. Das Resultat ist ein ethisches Dilemma, der Unmut über den Behandlungsfehler und das ungute Gefühl eines Versagens des medizinischen Apparats. Da weder der Fehler der behandelnden Mediziner bestritten, noch eine Kausalkette bis zum Tod des Patienten aufgestellt werden kann, bleibt nur, diesen Prozess gegenüber den Angehörigen offen zu begleiten und weder den Fehler zu leugnen, noch sich zum Richter einer konkreten Schuld zu machen. Die Mutter des Verstorbenen hat schließlich entschieden, dass sie den Vorgang nicht auf einer rechtlichen Ebene verfolgen möchte.

- ■ **Fall 17: Die Abwerbung durch die Pharmaindustrie oder der unüberlegte Arbeitsstellenwechsel**
- ■■ **Fallschilderung**

Kurz vor Ende meiner Facharztausbildung hatte sich einiges in mir aufgestaut:

Die Nachtdienstfrequenz hatte erheblich zugenommen und die dadurch bedingten Spannungen in der Familie waren zeitweise unerträglich. In dieser Situation hatte ich bei einem Vortrag einen sehr sympathischen Psychologen kennengelernt, der als wissenschaftlich ausgewiesener und engagierter Kollege bei einem Pharmaunternehmen beschäftigt war und diese Tätigkeit so positiv darstellte, dass ich hellhörig wurde. Als er mir noch sagte, dass man in der Firma auch Ärzte beschäftigte, die Studien betreuten und international präsentierten, zeigte ich mich an einem näheren Kontakt interessiert. Das Aufgabengebiet lag genau in dem Bereich, der mich wissenschaftlich beschäftigt hatte, und außerdem wollte ich heraus aus der Klinikmühle. So kam es nach kurzer Zeit zu einem Bewerbungsschreiben und zu einer Vorstellung beim Geschäftsführer in einem prächtigen Büro am Zoo gegenüber der Gedächtniskirche. Der Eindruck war imponierend, zumal ich bisher an dunkle Klinikflure und muffige Dienst- und Bereitschaftszimmer gewöhnt war. Auch die Abteilung mit Sitz am Kurfürstendamm hatte mich schon beeindruckt. Keine alten Klinikmöbel, kein Krankenhausgeruch, keine Verwaltungspressionen, keine Nachtdienste, die große Welt konnte kommen, und sogar das Gehalt war verdoppelt. Ich war begeistert und malte mir wissenschaftliche Meriten aus, weil man auch meine geplante Habilitation unterstützen wollte. Ich passte genau in das Anforderungsprofil dieser Aufgabe.

? Was sollte mich noch aufhalten bei diesem Wechsel?

Freilich war es bei genauem Hinsehen und nach Analyse der Modalitäten doch keine Verdopplung, wohl aber eine beträchtliche Aufstockung meines Gehalts und die Arbeitsaufgabe beinhaltete viel fleißiges Blutdruckmessen und emsiges Überwachen von Probanden anstelle von Kongressteilnahmen. Erste Zweifel kamen auf, zumal der befreundete Psychologe in seiner Werbung ebenfalls verhaltener wurde.

? Was also tun? – Unterschreiben oder nicht?

Gerade jetzt, am Anfang einer guten Klinikkarriere, bei deren bisherigem Verlauf ich festgestellt hatte, dass der Patientenkontakt mich immer befriedigt hatte und viele Patienten durchaus an mir hingen. Nach langer Diskussion mit meiner Frau entschloss ich mich zu zwei Schritten: Zuerst Teilnahme an einem Arbeitstag in der avisierten Firma mit anschließender Weiterbildungsveranstaltung und danach eventuell die Einbeziehung eines erfahrenen, neutralen Ratgebers.

Die Prüfung der Abteilung fiel dann sehr gemischt aus: Es herrschte zwar ein intensives und auch ein wenig hektisches Treiben, aber kein echtes Miteinander. Das Klima war eher kühl, geschäftsmäßig und distanziert. Der medizinische Chef erschien eine Stunde später zur Weiterbildung, ohne sich zu entschuldigen und ging auch nach kurzer Teilnahme, ohne von mir besonders Notiz zu nehmen. Zusammenfassend hatte ich das Gefühl einer extrem autoritär geführten Einheit, die auf hohe Zweckmäßigkeit ausgerichtet war und ihre hierarchische Ausrichtung hinter pseudodemokratischer Attitüde verbarg. Aber das Ambiente war brillant und attraktiv und ich noch unentschieden. Also ging ich zu einem alten Professor, der sowohl den Klinikbetrieb, als auch das Pharmaunternehmen und natürlich mich gut kannte. Wir tauschten uns über alles Mögliche aus, ohne die anstehende Entscheidung direkt zu berühren, jedoch hatte ich nach einer Stunde den Eindruck, dass ich nach Meinung meines Gesprächspartners nicht in dieses Unternehmen passte und meine Stärken in der Patientenbetreuung besser zur Geltung kommen würden. Die Waage hatte sich also zugunsten einer weiteren klinischen Tätigkeit gesenkt. Dies war richtungsweisend für meine zukünftige Karriere als klinischer Arzt und wäre ohne den Testtag in der Firma und das beratende Gespräch nicht möglich gewesen. So bin ich noch heute froh, die eigentliche ärztliche Arbeit nicht verlassen zu haben und den sehr plakativen Verlockungen der Pharmaindustrie nicht erlegen zu sein. Dazu kommt noch, dass eine solche falsche Entscheidung nur schwer korrigierbar gewesen wäre, da eine Rückkehr in den klinischen Bereich aus praktischen Gründen kaum möglich ist.

▪▪ Kommentar

Die Entscheidung, vor der der junge Mediziner stand, hatte weitreichende Auswirkungen auf die weitere berufliche Karriere. In der beruflichen Entwicklung kommt es immer wieder zu „Weichenstellungen" dieser Art.

❓ Nach welchen Kriterien kann man sich entscheiden?

Von besonderer Bedeutung für ein erfülltes Berufsleben, so „altmodisch" dies klingen mag, ist letztlich die eigene Motivation, mit der man seine Tätigkeit ausübt. Dies herauszufinden ist eine durchaus anspruchsvolle Aufgabe, da man sich häufig über die tatsächliche Motivation für die Wahl eines Berufes und schließlich einer Spezialisierung innerhalb des Gebietes nicht immer ganz im Klaren ist. Häufig spielen Prägungen im Elternhaus eine gewisse Rolle und nicht zuletzt entscheidet häufig auch der Zufall über die Festlegung. Der Beruf des Arztes erfordert im Laufe der Jahre ein hohes Maß an Engagement und die Bereitschaft, sich auch unter schwierigen Bedingungen für seine Patienten einzusetzen. Letztlich ist es nur mit einem positiven Selbstverständnis möglich, über die Jahre hinweg ein Verständnis über die Bedeutung des eigenen Handelns zu erhalten und einen „Sinn" in der eigenen Tätigkeit zu sehen. Gerade in den frühen Berufsjahren ist es besonders wichtig, sich in eine Richtung zu bewegen, die den eigenen Neigungen und dem eigenen Selbstverständnis möglichst nahe kommt. Dies ist in der Praxis durchaus schwierig, da Sachzwänge und Zufälle dominieren und man im Alltag so eingebunden ist, dass Reflexionen über die eigene Situation leicht zu kurz kommen. Es ist deshalb wichtig, sich an beruflichen Schlüsselstellen, die Entscheidungen ermöglichen oder notwendig machen, Zeit zu nehmen und insbesondere auch die mittel- und langfristigen Folgen zu bedenken. Letztlich stellt sich die Frage, wie man sich selbst in der Zukunft sieht und wie die zur Disposition stehenden Möglichkeiten mit diesem Selbstbild korrelieren. Im Verlauf des Entscheidungsprozesses ist es wichtig, sich Zeit zu nehmen und sich ein möglichst umfassendes Bild der resultierenden Möglichkeiten zu machen. Es wird eine Vielzahl von Parametern eine Rolle spielen wie Verdienst- und Entwicklungsmöglichkeiten, Entfernung vom Wohnort und vieles mehr. Da es jedoch auch bei umfassenden Analysen kaum gelingen wird, alle Varianten durchzudenken, die eine Entscheidung für die eine oder andere Richtung mit sich bringen könnten, stellt sich letztlich die Frage, welche der zur Entscheidung stehenden Möglichkeiten am besten mit der eigenen Person übereinstimmen könnte. Kurz:

? Wie fühlt sich die Vorstellung an, für die nächsten Jahre oder gar Jahrzehnte in einem bestimmten Kontext zu stehen?

Falls möglich, sollte man auf den Rat auch älterer Kollegen zurückgreifen, die vielleicht aufgrund einer langen Berufs- und Lebenserfahrung auf Aspekte verweisen können, deren Relevanz man sonst wahrscheinlich erst viel später erkennen würde. Letztlich ist es wichtig, dass man ein für sich konsistentes Bild bzw. ein Gefühl für die Entscheidung entwickelt und nach Abschluss des Prozesses mit Optimismus und im Vertrauen auf die Richtigkeit der Entscheidung seinen Weg fortsetzt. Die Entscheidung für die eine oder andere Richtung wird im Rückblick an Bedeutung verlieren, da es letztlich darauf ankommt, was man aus der Situation macht, für die man sich entschieden hat.

In der schon zitierten Untersuchung von Buxel, an der 2117 Ärzte in deutschen Krankenhäusern teilgenommen haben (2013), zeigte sich eine relativ hohe Wechselbereitschaft: So äußerten 40 % der Ärzte, öfter an einen Wechsel oder ein Verlassen des Arbeitgebers zu denken und fast 70 % hatten sich in den letzten drei Monaten aktiv über offene Stellen informiert. Entsprechend einer Statistik der Bundesärztekammer wanderten 2011 mehr Ärzte aus Deutschland aus, als aus dem Ausland einwanderten: So waren es 3410 Ärzte, die aus Deutschland auswanderten gegenüber 3039 Ärzten, die nach Deutschland einwanderten (Richter-Kuhlmann 2013).

Literatur

Berger M, Falkai P, Maier W (2012) Burn-out ist keine Krankheit. Dtsch Arztebl 109(14):602–604
Bundesärztekammer (2013) (Muster)-Berufsordnung für die in Deutschland tätigen Ärztinnen und Ärzte. MBO-Ä 1997 in der Fassung der Beschlüsse des 114. Deutschen Ärztetages 2011 in Kiel. http://www.bundesaerztekammer.de/page.asp?his=1.100.1143 Gesehen am 29.09.2013
Buxel H (2013) Was Ärzte zufrieden macht. Dtsch Arztebl 110(11):C 440–443
Gigerenzer G, Todd PM, ABC Research Group (1999) Simple heuristics that make us smart. Oxford Univ. Press, New York
Häuser W, Hansen E, Enck P (2012) Nocebo phenomena in medicine: their relevance in everyday clinical practice. Dtsch Arztebl Int 109(26):459–465
Kratzer N (2012) Burn-out: Fehldiagnose oder Epidemie? Dtsch Arztebl 109(45):1795–1797
Richter-Kuhlmann E (2013) MB-Monitor 2013. Mehr Ärzte in Deutschland nötig. Dtsch Arztebl 110(12):447
Spitzer M (2013) Der Chef im Stress? Nervenheilkunde 32:97–101
Zwack J (2013) Wie Ärzte gesund bleiben – Resilienz statt Burnout. Thieme, Stuttgart New York

Arzt und Patienten

Hubertus K. Kursawe, Herbert Guggenberger

H.K. Kursawe, H. Guggenberger,
Neu im Klinikalltag – wie junge Mediziner den Einstieg besser meistern,
DOI 10.1007/978-3-642-44984-0_4, © Springer-Verlag Berlin Heidelberg 2013

4.1   Verhältnis Arzt und Patient

Die veränderte Wahrnehmung ärztlichen Handelns als Folge einer Demokratisierung der Gesellschaft manifestiert sich auch in einem gewandelten Verhältnis von Arzt und Patient. Historisch betrachtet, war das Verhältnis von Arzt und Patient in der Regel patriarchalisch strukturiert. Der Mediziner verfügte frei über das Alleinstellungsmerkmal Fachwissen und war grundsätzlich als Autorität anerkannt (Dörner 2001). Die Meinung des Arztes wurde allgemein kaum hinterfragt, die therapeutischen Ansätze und Vorgaben als Regel akzeptiert. Es entwickelte sich das Bild des Arztes, dem das Wohl des Patienten persönlich am Herzen lag und der damit nicht zuletzt eine soziale Funktion übernahm. Im Gegenzug erforderte dies die Unterwerfung des Patienten unter das medizinische Diktat des behandelnden Arztes. Dieses tradierte Bild des Arztes als eines „Halbgottes in Weiß" klingt gelegentlich nach in den Vorabendserien im Fernsehen und spielt auch in der Vorstellung überwiegend älterer Patienten manchmal noch eine Rolle, doch wurde es im Zuge der Demokratisierung der Gesellschaft spätestens seit den 70er Jahren des vergangenen Jahrhunderts grundlegend verändert und weiterentwickelt (Donner-Banzhoff 2012).

Politische Weichenstellungen und nicht zuletzt die stärker in den Vordergrund tretende **Ökonomisierung der Medizin** haben diesen Prozess beschleunigt und akzentuiert. Der politische und gesellschaftliche Diskurs unterstützt die Etablierung ökonomischer Begrifflichkeiten und der Quantifizierung von Medizin mit dem Ziel, aus „Patienten Kunden zu machen" (Maio 2012). Dieser Prozess wird als **„Qualitätsentwicklung"** und **„Qualitätssicherung"** definiert und umfasst nicht nur die lückenlose Dokumentation medizinischer Prozesse, sondern hat auch das Ziel, diese transparent und verifizierbar zu machen. Auf diese Weise wird eine Effizienzkontrolle angestrebt, die über die Transparenz und Bewertbarkeit medizinischen Handelns die ökonomische Planung ermöglicht und nicht zuletzt die Kosten aus betriebswirtschaftlicher Sicht erfassbar und damit steuerbar macht. Die Folgen sind tendenziell eine stärkere Fragmentierung der Behandlung in eine Art quantifizierbarer Module, die zu einer Technokratisierung der Medizin führen können, in der Technik und Spezialwissen dominieren. Der persönliche Kontakt mit dem Patienten tritt als „weicher", nicht unmittelbar quantifizierbarer und zudem zeitaufwendiger Faktor leicht in den Hintergrund und wird durch „harte" Faktoren, etwa durch den Einsatz von Geräten ersetzt, die eindeutige, quantifizierbare, dokumentier- und evaluierbare Fakten liefern.

Lown (2004) beklagt die „verlorene Kunst des Heilens" und betont die Bedeutung des Zuhörens als Grundlage einer guten Anamnese und wendet sich gegen eine Überbewertung der Medizintechnik. Man verzichte leicht auf die zeitaufwendige Diagnoseerhebung und versuche, mittels Ausschlusskriterien zu einer Diagnose zu gelangen. Dies sei auch auf die Ökonomisierung der Medizin zurückzuführen, die Lown in einem prinzipiellen Gegensatz zum richtigen medizinischen Handeln sieht. Zudem wollten sich Ärzte auf diese Weise auch juristisch absichern (Hibbeler 2011). Die Tendenz zur quantifizierbaren und evaluierbaren Medizin ist zwar einerseits Ausdruck einer Ökonomisierung der Medizin insgesamt, in der Kostenfragen eine immer stärkere Rolle spielen, sie ist jedoch andererseits auch ein Ausdruck der Erwartungshaltung der Patienten, die eine technisch effektive Behandlung ihrer Krankheiten erwarten und sich als emanzipierte Patienten in ihrer Beziehung zum Arzt grundlegend anders als früher positionieren.

Man könnte **drei Modelle des Arzt-Patienten-Verhältnisses** unterscheiden: Neben das beschriebene paternalistische, väterlich-fürsorgliche Verhältnis, in dem der Arzt zum Wohle des Patienten entscheidet, tritt das „Partnerschaftsmodell", in dem der Arzt begleitet und dem

Patienten als eine Art Coach hilft, zu einer eigenen Entscheidung zu kommen. Im Falle eines nachhaltigen Dissenses respektiert er die Patientenentscheidung. Schließlich wird noch das „Konsumentenmodell" angeführt, in dem der Arzt der technische Experte ist, die verschiedenen diagnostischen und therapeutischen Möglichkeiten möglichst objektiv darstellt, die Entscheidung jedoch letztlich allein beim Patienten liegt. Durch diese Modelle ist die Spannbreite der Erwartung der Patienten an die Medizin im Allgemeinen und den behandelnden Arzt im Besonderen beschrieben (Donner-Banzhoff 2012). In der Praxis werden diese Modelle sich nicht als Alternativen gegenüberstehen, sondern in Abhängigkeit vom Patienten, besonders jedoch von der Art der Erkrankung zu sehen sein. Das zuletzt genannte „Konsumentenmodell", bei dem der Arzt als eine Art technischer Berater auftritt, wird von einer bestimmten Patientengruppe, die in der Regel gebildet ist und/oder sich selbst etwa in Internetforen umfassend informiert hat, favorisiert. Die Grenzen dafür scheinen, abgesehen von der häufig fragwürdigen Qualität der Informationen aus dem Internet, die letztlich in der Vielfalt der Meinung jedem das anbieten, was er für richtig erachtet, relativ klar gesetzt zu sein. Es wird sich eher für leichte Erkrankungen, zusätzliche Leistungen (IGeL, individuelle Gesundheitsleistungen) oder kosmetische Eingriffe eignen als für schwere Erkrankungen. Durch die in diesem Modell implizierte „Neutralität" des Arztes kann schließlich ein Vertrauensverlust entstehen, der im Zuge der Verwirrung des Patienten aufgrund der erhaltenen vielfältigen und möglicherweise einander widersprechenden Informationen entstehen kann.

Ernsthafte Erkrankungen gehen regelmäßig einher mit intensiven Lebenskrisen der Patienten. In diesen Fällen erweist sich das „Konsumentenmodell" als gänzlich ungeeignet und auch das „Partnerschaftsmodell" stößt an Grenzen. Auch selbstbestimmte Menschen, denen es wichtig ist, im konstruktiven Dialog den für sie medizinisch und persönlich richtigen Weg gemeinsam mit dem Arzt zu entwickeln, sind in extremen oder akut bedrohlichen Situationen häufig nicht mehr in der Lage, diesen Dialog zu führen. Spätestens dann liegt es am Arzt, dies zu erkennen und trotz der prinzipiellen Eigenverantwortung des Patienten den Schritt vom Dienstleister oder Berater hin zum „Helfer" in ganz traditionellem Sinne zu vollziehen. In einer durch eine schwere Erkrankung ausgelösten Lebenskrise kann bei Patienten eine Hilflosigkeit entstehen, die die Vermittlung von fachlichen Diagnosen und Entscheidungen auf der Grundlage einer empathischen Intervention angebracht erscheinen lässt. Dabei ist zu berücksichtigen, dass auch das Vertrauen des Patienten in die Fachlichkeit des behandelnden Arztes im Heilungsprozess eine bedeutende Rolle spielt.

Die drei beschriebenen Modelle stehen im Alltag in Abhängigkeit von verschiedenen Faktoren als Handlungsoptionen zur Verfügung und fließen ineinander über. Patienten kommen je nach Alter, Bildungsstand, eigenen Erfahrungen und dem Grad der Betroffenheit durch die eigene Erkrankung mit sehr differenzierten Erwartungen in die medizinische Praxis. Die Kunst des Arztseins besteht nun gerade darin, den Behandlungsprozess auch dadurch zu optimieren, dass der Arzt auf den Patienten als Individuum mit seinen spezifischen Grundhaltungen und Erwartungen eingeht. Letztlich geht es um die aktive Herstellung einer Balance zwischen Distanz und Nähe, zwischen der Betrachtung des Patienten als „Kunden" oder „Partner" und der empathischen Zuwendung als Heilender. Eine zu große Distanz etwa durch den Rückzug auf medizinische Fakten kann zu Enttäuschungen seitens des Patienten führen, zugleich ist eine zu große Nähe („Ich an Ihrer Stelle würde dies tun") auch für die eigene Kritikfähigkeit von Nachteil.

Erfolgreich agierende Mediziner sind in diesem Sinne auch erfolgreich agierende Kommunikatoren, denen es gelingt, einen positiven Kontakt zu Patienten aufzubauen. Die Struktur des Dialogs hängt von einer Vielzahl von Faktoren wie Alter, Bildung, Erwartungshorizont und

Art der Erkrankung ab. Die Gesprächsführung bewegt sich in einem Rahmen von paternalisti-scher Ausstrahlung, partnerschaftlichen Austausches und dienstleistungsorientierter Haltung. Bezugspunkt ist eine an der Heilung des Patienten orientierte Kommunikation, die auch im Umgang mit einem bestimmten Patienten in verschiedenen Situationen variieren kann. So kann in einem Anamnesegespräch eine offene partnerschaftliche Gesprächsführung einen tieferen Einblick in die Entstehung und Ausformung einer Krankheit ermöglichen, während bei der Vermittlung einer als notwendig erkannten Behandlung die Einnahme der Rolle des paterna-listischen, Verantwortung übernehmenden Arztes notwendig sein kann. Dieses Rollenspiel zu beherrschen und variabel zum Wohle des Patienten einzusetzen, erfordert Erfahrung einerseits, jedoch andererseits auch die Bereitschaft, die kommunikativen Anteile des Verhältnisses von Arzt und Patient als eine wesentliche Funktion der Heilung zu betrachten. Da diesen Aspekten in der Ausbildung kaum ausdrückliche Aufmerksamkeit zuteilwird, empfehlen wir Fortbil-dungsangebote zum Thema Arzt-Patienten-Beziehung wahrzunehmen.

4.2   Fallbeschreibungen

- ■ **Fall 1: Das Burnout-Phänomen oder das überwundene diagnostische Etikett**
- ■ ■   **Fallschilderung**

Als schon gestandener Facharzt hatte ich eine Zeit lang die Aufgabe, in einer neurologisch-psy-chiatrischen Praxis zu vertreten und konnte mich nun mit allen Problemen des medizinischen Alltags herumschlagen. Lediglich an Rande hatte ich bis dahin die gesellschaftliche Diskussion über das Burnout-Phänomen verfolgt und war insofern nicht ganz überrascht, als eines Tages eine Mittvierzigerin in der Sprechstunde auftauchte mit der unaufgeforderten Ankündigung, sie habe „Burnout". Ich gab mich erst einmal perplex und wiederholte langsam und auch ein wenig akzentuiert die genannte Diagnose, um Zeit zu gewinnen, meinen Anfangsärger herunterzu-schlucken und mein Erstaunen zu dokumentieren. Da ich wissenschaftlich schulpsychiatrisch ausgebildet war, hatte ich eine tiefe Abneigung gegen alle sog. Modediagnosen, die meist über die Medien in Laienkreisen verbreitet werden, noch dazu mit einem englischsprachigen Etikett. Warum? Modediagnosen suggerieren dem Laien Kenntnisse über dahinterstehende Symptome und die daraus folgende Behandlung, sodass dem behandelnden Arzt nur noch die Möglichkeit bleibt, allen Vorschlägen und Forderungen des Patienten zu folgen. Die forsch erscheinende Patientin hatte mich also in die Ecke gedrängt und forderte unverhohlen, wie ihr die Mitarbeiter-vertretung ihres Krankenhauses geraten hatte, eine Krankschreibung und die Einweisung in eine psychosomatische Klinik. Innerhalb von zwei Minuten war alles auf dem Tisch und ich am Zuge.

❓ Was tun: Dem Zeitdruck in der Praxis entsprechen – so hatte ich immer für einen neuen Patienten maximal eine halbe Stunde Zeit zur Verfügung – und den Forderungen nachgeben? – Dem ersten Gefühl der Ablehnung nachgeben und die Forderungen strikt ablehnen?

Zeit zu gewinnen und eine exakte Anamnese zu erheben, schien nicht im Sinne der ungeduldi-gen Patientin zu sein, aber ich entschloss mich dennoch dazu, nachdem ich mein anfängliches Missbehagen unterdrückt hatte.

Folgende Fragen (sog. W-Fragen) hatten sich in solchen Situationen immer als hilfreich erwiesen:

❓ Was …? Wieso …? Wann …? Wodurch …? Womit …? Wofür …?

Die Patientin war genervt und ich angespannt – keine gute Basis für eine Gesprächsfortsetzung. Aber dann kam es tropfenweise aus ihr heraus: Sie war Krankenschwester, arbeitete als Stellvertreterin der Stationsschwester in einer renommierten Klinik, die in der letzten Zeit Arbeitsverdichtungen vorgenommen und überwiegend aus Mangel an qualifiziertem Personal Unerfahrene eingestellt und dadurch erhebliche Probleme in der Arbeitsorganisation verursacht hatte. Auch präsentierte sie jetzt mit jedem Satz das typische Charaktermuster einer Person, die dienstlich überaus engagiert war, zum Perfektionismus neigte, latent Helfersituationen suchte und jedwede Vertretung übernahm oder aufgeladen bekam. Eine sog. Workaholikerin, die das Arbeitsleben als Kompensation eines zwar kulturell erfüllten, aber doch vereinsamten Lebens betrieb. So war eine Partnerschaft vor einem halben Jahr zu Ende gegangen, und die Hoffnung auf eine längere zufriedenstellende Bindung hatte sich nicht erfüllt. Nach über 30 Minuten war der Bann gebrochen, die Patientin hatte sich geöffnet und war sogar in Tränen ausgebrochen. Zweifellos eine latent depressive Symptomatik, die jetzt durch die affektive Zuspitzung der Exploration deutlich herausgekommen war. Die Patientin war differenziert genug, sodass ich schon gegen Ende der Konsultation über therapeutische Alternativen sprechen konnte. Schließlich gab es genug positive Ansätze in ihrem Leben: die prinzipielle Bindung an ihren Beruf und ihr Krankenhaus, die offenbar verständige Oberschwester, die kulturellen Interessen. So akzeptierte ich auch ihre Ablehnung einer meinerseits vorgeschlagenen, leichten, intermittierenden antidepressiven Therapie und konnte sie im Gegenzug von einer stationären psychosomatischen Behandlung abbringen und ihr dafür eine kurze Krisenintervention in der Praxis mit Krankschreibung vorschlagen. Wir erarbeiteten gemeinsam Vorschläge zur Änderung der Arbeitsorganisation und der adäquaten Ablehnung zusätzlicher Anforderungen an ihrem Arbeitsplatz. Beim nächsten Termin hatte ich mich auch gegen die Sprechstundenhilfe durchgesetzt und ihr einen längeren Zeitraum eingeräumt, in dem sie über ihre ersten Erfolge bei der Selbstheilung berichtete.

So blieb für mich das Fazit, dass es gerade bei den Modediagnosen darauf ankommt, die initiale Ablehnung des dahinterstehenden Patienten, die durch eine Voretikettierung entsteht, zu überwinden, Zeit zu gewinnen, seine Anamnesetechnik durchzusetzen und dann mit einer Analyse der zugrundeliegenden Symptome zu beginnen, um schließlich mit dem Patienten gemeinsam Lösungswege zu erarbeiten. Modesyndrome können manchmal ein gutes Mittel sein, die Barriere zu überwinden, die ein Patient verspürt, wenn er sich, wie es so schön heißt, professionelle Hilfe suchen soll.

❯ Der Rückgriff auf die o. g. „W-Fragen" erweist sich immer dann als hilfreich, wenn die Angaben bei der ersten Anamneseerhebung nicht zu einem konsistenten Bild führen bzw. im Widerspruch zu anderen Befunden stehen.

■■ Kommentar

Durch die mediale Verbreitung werden immer wieder „Modekrankheiten" salonfähig, die noch vor einigen Jahren praktisch unbekannt waren. Die Etikettierung eines Krankheitsbildes mit einer griffig klingenden Bezeichnung und einige zu diesem Begriff gut formulierte Artikel in Zeitschriften bilden dann für viele Menschen, die unter einem unspezifischen Unwohlsein, einer latenten Arbeitsüberlastung oder nicht diagnostizierten psychischen Erkrankungen leiden, sozusagen einen Ankerpunkt, auf den sie ihre persönliche Situation projizieren können. Dies geschieht umso leichter, wenn etwa prominente Persönlichkeiten sich „outen" und öffentlich über ihre Problematik sprechen. In der öffentlichen Wahrnehmung wird zwischen populären und unpopulären Krankheiten unterschieden. Das „Burnout" etwa ist positiv konnotiert und selbst für karrierebewusste Manager wird das Leiden an einem Burnout-Syndrom häufig als eine Art Qualitätsmerkmal für eine intensive Arbeitsleistung kommuniziert. In der Regel wird ein Patient, der mit der bereits formulierten Eigendiagnose „Burnout" in der medizinischen Praxis erscheint, deshalb häufig, wenn nicht belächelt, so doch vielleicht nicht wirklich ernst genommen. Wie in diesem Fall gezeigt, kann sich jedoch hinter dieser Eigendiagnose ein Leiden verbergen, das ganz anders bewertet werden muss. Positiv bewertete Krankheiten bieten gerade am Erfolg orientierten Menschen häufig überhaupt erst die Möglichkeit, sich in ärztliche Behandlung zu begeben. Das Aufopfern für die Arbeit etwa, das die eigenen Kräfte übersteigt, gilt als gesellschaftlich durchaus anerkannt, sodass man sich in dieser (Selbst-)Wahrnehmung erst einmal wohl fühlen kann. Gerade leistungsorientierte Menschen neigen in der Regel nicht dazu, hypochondrisch zu sein und das eigene Wohlbefinden an die erste Stelle zu setzen. Deshalb ist ein Erfassen der Lebenssituation wichtig, um zu erkennen, ob sich hinter dem „Burnout" nicht in Wirklichkeit eine manifeste psychische Erkrankung verbirgt.

Auch Mediziner sind nicht immer davor sicher, ihrerseits die Diagnose einer Modekrankheit leichtfertig zu stellen, bei der eine komplexe Symptomatik auf eine griffige Bezeichnung reduziert wird. Ein Beispiel ist etwa das ADS (Aufmerksamkeitsdefizit-Syndrom) oder ADHS (Aufmerksamkeitsdefizit-Hyperaktivitätssyndrom). Der Reiz dieser Diagnose liegt vielleicht darin, dass die häufig komplexe Symptomatik bei Kindern und Jugendlichen nicht nur auf eine griffige Formel gebracht, sondern auch durch das Verschreiben eines Medikaments scheinbar geheilt oder zumindest gelindert werden kann. Auch wenn sich die Symptomatik tatsächlich häufig verbessert, indem man ein entsprechendes Medikament verabreicht, so ist die Reflexion darüber notwendig, dass diese Form der Behandlung zwar konsensfähig ist, weitere Faktoren wie die familiäre oder psychische Belastung von Jugendlichen jedoch gleichwohl eine große Rolle spielen können und deshalb in die Betrachtung einbezogen werden sollten.

- **Fall 2: Das diagnostische Vorurteil oder der trügerische Ersteindruck bei differenzierter Anfallsdiagnose**
- ■ **Fallschilderung**

Eines Tages wurde eine 20-jährige Patientin auf unsere neurologische Station mit einer dringlichen Behandlungsbedürftigkeit wegen der Häufung epileptischer Anfälle eingewiesen. Schon die Einweisungsmodalitäten ließen nichts Gutes erahnen. Man hatte sie in einer auswärtigen Rettungsstelle regelkonform behandelt, aber die anhaltenden Zuckungen nicht unterbrechen können. Auf Nachfragen stellte sich heraus, dass auch in anderen vorbehandelnden Einrichtungen kein Erfolg zu verzeichnen und sie im letzten halben Jahr in mindestens vier Krankenhäusern behandelt worden war. Sie war also offenbar von Ort zu Ort gewandert und hatte dort die jeweiligen Rettungsstellen mit ähnlicher Symptomatik frequentiert. Nähere Angaben konnte oder wollte sie nicht machen, und differenzierte Berichte lagen uns nicht vor. Vielmehr war sie auf eine antiepileptische Kombinationsmedikation eingestellt worden, die die Annahme nahelegte, dass die vorbehandelnden Ärzte vom Vorliegen einer Epilepsie überzeugt waren. Dies schien uns nach dem ersten Eindruck keineswegs sicher zu sein, zumal sich bei näherer Betrachtung herausstellte, dass die Patientin eine sozial zumindest instabile Persönlichkeit war, die aus einer zerstrittenen Familie mit einem Stiefvater stammte, die Schule abgebrochen hatte, keiner geregelten Arbeit nachging und jetzt offensichtlich herumstreunte. Diese Umstände und besonders ihre Neigung zu immer neuen Behandlungsprozeduren legten nahe, dass es sich um ein sog. Münchhausen-Syndrom handeln könnte, welches durch psychisch motivierte Anfälle komplettiert wurde. Ihr Gesamtaspekt und ihr Verhalten schienen diesen Verdacht zu bestätigen. Wir selbst konnten weder Anfälle, noch einen abnormen Befund in der Elektroenzephalographie (EEG) registrieren. Alle beteiligten Ärzte waren einer Meinung, sodass ich ein Verfahren vorschlug, was uns häufig in der Diagnostik psychisch bedingter Anfälle geholfen hatte: Ich provozierte sie intensiv mit suggestiven Mitteln, damit sie uns am nächsten Tag im elektroenzephalographischen Labor unter Videobedingungen das Vollbild ihrer Symptomatik zeigen sollte. Ähnliche Verfahrensweisen zur Provokation dieser vom Patienten initiierten Anfälle werden auch unter Einnahme von Scheinmedikamenten angewandt, um solche Anfälle zu dokumentieren und diagnostizieren – ein freilich etwas gewagtes Herangehen, da es ja mit einer Lüge dem Patienten gegenüber verbunden ist. Die Provokation klappte, denn am nächsten Tag zur angegebenen Untersuchungszeit wurden wir während der Visite dringlich ins Labor gerufen, als die Patientin zu „krampfen" anfing. Sie hatte die Augen geschlossen, stöhnte heftig und war durch die generalisierten Verkrampfungen und die vorwiegend rechtsseitigen Zuckungen derart angestrengt, dass sie mit hochrotem Gesicht nach Atem rang. Ich hatte leichtes Spiel und konnte den Kollegen bei der Untersuchung demonstrieren, dass es sich um einen psychogenen Anfall handelte, der schließlich schulmäßig durch eine deeskalierende und medizinisch distanzierte Herangehensweise unterbrochen wurde. Die medizinische Lektion war, diese Symptomatik keineswegs mit Medikamenten zu kupieren. Die Diagnose war gestellt, da auch die Elektroenzephalographie einen normalen Befund erbracht hatte. Ich fühlte mich bestätigt und in meinem ärztlichen Selbstbewusstsein, um nicht zu sagen in meiner Eitelkeit, gestärkt.

Die Konsequenzen waren klar: Weitere Recherchen waren nicht nötig, die Medikamente sollten reduziert und dann abgesetzt werden, eine baldige Entlassung war anzustreben und eine psychologisch-psychotherapeutische Weiterbehandlung müsste erfolgen.

Nach einer Reduktion der Medikation auf die Hälfte kam der Tag der Entlassung, und eher aus Gründen der Dokumentation eines interessanten Falles als aus diagnostischem Impetus ließen wir ein erneutes EEG unter normalen Provokationsbedingungen wie Überatmung und Blitzlichtstimulation durchführen. Der Schrecken war groß, als ich dringend ins Labor gerufen wurde, wo ich die Patientin in einem großen epileptischen Anfall bewusstlos und krampfend vorfand. Ich hatte durch die Verringerung der Medikamente und die zusätzlichen Provokationen bei der Untersuchung eine gefährliche Situation verursacht.

❓ Was also war falsch gelaufen?

Ich hatte mich von meiner ersten Impression gegenüber der Patientin leiten lassen, meine Kollegen induziert, in gleicher Weise zu urteilen, hatte versäumt, die Alternativdiagnose zu bedenken und ausführliche Einschätzungen der Voruntersucher einzuholen. Schließlich hatte ich ein einzelnes Untersuchungsergebnis, das des ganz sicher psychogenen Anfalls, als Beweis der gesamten Krankheit genommen und in einer Überschätzung ohne zusätzliche Beweise die Vordiagnose liquidiert. Welch ein fatales Ergebnis des ersten Eindrucks!

Ich habe anschließend versucht, mit der Patientin über die Situation beim psychogenen Anfall zu sprechen, habe aber keine Auskünfte über ihre Eindrücke oder Gefühle bekommen. Vielmehr ist anzunehmen, dass dieser simulierte „Anfall" komplett verdrängt wurde und wohl unterbewusst abgelaufen ist, wie es häufig in der Literatur beschrieben wird. Insofern bleibt die Motivation der Patientin im Dunkeln, wird jedoch dadurch erhellt, dass sie eine Behandlungsnotlage verspürte. Einige Zeit später nämlich erbat sie sich die Videos von mir, um sich einer epilepsiechirurgischen Intervention zu unterziehen. So handelte es sich am ehesten um eine gegenüber Medikamenten therapieresistente Epilepsiepatientin, der wir reichlich Unrecht getan hatten.

■ ■   Kommentar

In diesem Beispiel zeigt sich, wie eine einmal aufgestellte Hypothese eine hohe Eigendynamik entfalten kann, die nicht nur die Wahrnehmung des behandelnden Arztes, sondern auch die der gesamten Abteilung beeinflussen kann. Ausgehend von der sozialen Situation der Patientin und einem inkonsistenten Untersuchungsbefund wurde hier der durchaus naheliegende Schluss gezogen, es müsse sich um eine soziogene Symptomatik handeln, deren Ursache in der psychischen Disposition der Patientin zu suchen sei. Die prekäre soziale Situation der Patientin legte diesen Schluss ebenso nahe, wie die bisherige Behandlungsgeschichte. Um dem Münchhausen-Syndrom auf die Spur zu kommen, wurde eine Reaktion bei der Patientin provoziert, die einen Nachweis der Diagnose ermöglichen sollte.

Die Vorgeschichte eines Patienten, wie sie in den Unterlagen dokumentiert ist, bildet zunächst die Grundlage einer eigenen Bewertung. Die Anamnese entsteht zunächst subjektiv auch vor dem Hintergrund bisheriger eigener Erfahrungen. Um die daraus abgeleiteten Hypothesen zu verifizieren, werden auf einer naturwissenschaftlichen Grundlage Untersuchungen durchgeführt. Allerdings bedürfen die Ergebnisse der naturwissenschaftlichen (Labor-)Untersuchungen in vielen Fällen wiederum der Interpretation des behandelnden Arztes bzw. des behandelnden Teams. In unserem Beispiel schien dies auch aufgrund der widersprüchlichen Ergebnisse der Laboruntersuchungen angezeigt. Es wurde, basierend auf einer jahrelangen Erfahrung, eine elegante Lösung gefunden, mit deren Hilfe die Widersprüche aufzulösen waren. Man ging von einer psychisch begründeten Symptomatik aus, die aus der Persönlichkeit der Patientin abgeleitet wurde. Auch das gesamte Team war von dieser Diagnose überzeugt. Wie sich später zeigte, war dies jedoch lediglich eine Scheinlösung, da sich die Realität als noch komplexer erwies, als diese Hypothese zunächst erfassen konnte.

Das menschliche Denken versucht generell, Unstimmigkeiten zu interpolieren, die widersprüchliche Realität zu homogenisieren, um so konsistente Handlungsmöglichkeiten zu erhalten. Dies ist eine Voraussetzung, um in einer extrem komplexen Umwelt in einer angemessenen Zeit zu einer Interpretation zu gelangen, die Handeln überhaupt ermöglicht. Genau dies trifft prinzipiell auch auf ärztliches Handeln zu. Die begrenzten zeitlichen Ressourcen und nicht zuletzt Sachzwänge aufgrund bedrohlicher gesundheitlicher Situationen bei Patienten erzwingen häufig eine schnelle Entscheidung. Das medizinische Handeln entfaltet sich insofern prinzipiell auf der Grundlage einer (mehr oder weniger) unsicheren Erkenntnislage und bedarf immer wieder der Verifikation. Eine plausible Diagnose, dies zeigt das hier dargestellte Beispiel, bietet also keine Gewähr für die Kongruenz mit der komplexen Realität.

❯❯ **Auf der Grundlage einer Hypothesenbildung muss der Arzt schnell zu einer tragfähigen Handlungsbasis gelangen, diese zielgerichtet verfolgen, ohne aus den Augen zu verlieren, dass jede noch so plausible Diagnose nie per se wahr sein kann, sondern immer nur einen Näherungswert darstellt. Die Bereitschaft zur Revision einer einmal als richtig erkannten Diagnose ist ein sehr wichtiger Teil des Diagnosefindungsprozesses.**

Exkurs Anfälle

Ein **epileptischer Anfall** wird durch Synchronisierungen von Erregungspotenzialen in epileptisch disponierten oder anderweitig geschädigten Geweben verursacht, infolgedessen klinische Anfallsabläufe verschiedenster Art entlang bestimmter Wege innerhalb der entsprechenden neuronalen Netzwerke gebahnt werden. Obwohl epileptische Anfälle in Ausnahmen bei Vorliegen einer epileptogenen Läsion auch durch angstgetriggerte Erregungspotenziale auf der Grundlage relevanter Extremerlebnisse ausgelöst werden können, sind sie doch nicht freiwillig intendiert oder bewusst entschieden oder gar gewünscht.

Unter **psychogenen, nichtepileptischen** oder **dissoziativen Anfällen** versteht man Verhaltensschemata, welche epileptischen Anfällen hinsichtlich der Symptomatik ähnlich sein können, obwohl ihnen keine organische Störung der Hirnfunktion zugrunde liegt und sie nicht mit entsprechenden epilepsietypischen Veränderungen im EEG einhergehen.

Dissoziative Anfälle sind im Regelfall durch aktuelles Erinnern an Bedrohungssituationen getriggert, die neuronalen Erregungen werden von limbischen über subkortikale Zentren in den motorischen Kortex geleitet und beruhen auf affektiv schwer belastenden Vorerfahrungen, die im sog. Traumagedächtnis gespeichert sind. Die motorischen Handlungsabläufe sind ebenfalls nicht bewusst intendiert, geplant oder gesteuert, sodass zwar ein personenspezifischer Zusammenhang zum Trauma existiert, dieser aber nicht bewusst wahrgenommen wird. Dissoziation beinhaltet also eine Störung der integrativen Funktionen der Identität, des Gedächtnisses oder des Bewusstseins.

- **Fall 3: Die vorgefasste Diagnose oder der diagnostische Tunnelblick bei posttraumatischer Belastungsstörung**
- - **Fallschilderung**

Eine der wohl differenziertesten und schwierigsten Aufgaben im Rahmen der ärztlichen Tätigkeit ist die Abfassung von Gutachten jedweder Art, sei es für die Renten- oder Krankenversicherung oder für Gerichte, vorrangig für das Sozialgericht. Besonders letztere Gutachten zeichnen sich durch spezielle Tücken aus. Es kommen in der Regel Patienten, oder in diesem Falle besser Probanden genannt, zum Arzt, die meist einen langen Leidens- und/oder Klageweg hinter sich haben und die der Instanz „Gutachter" eine Mischung von Hoffnung auf Gerechtigkeit und Misstrauen gegen den Arzt als einen Vertreter begutachtender Institutionen entgegenbringen. In letzterer Funktion überschütten sie ihn normalerweise mit einer Fülle von Klagen und Anschuldigungen gegen jedermann, dem sie in ihrer Krankheitskarriere begegnet sind. Für den Arzt handelt es sich ebenfalls um eine problematische Situation, da er seine Rolle als Helfender und Heilender, die er gewöhnt ist, verlassen muss, um begutachten zu können. Die Angelegenheit ist für den Arzt vor allem durch die Tatsache diffizil, dass er auch bei einer Ablehnung des Patientenanliegens oder einem Kompromissvorschlag darauf achten sollte, dass seine Entscheidung bei dem Patienten eine möglichst weitgehende Akzeptanz findet. Mit dieser Akzeptanz würde dann die Gerichtsentscheidung und damit die Arbeit des Richters, der ihn ja beauftragt hat, wesentlich erleichtert werden. Da eine Begutachtung naturgemäß auf einer breiten klinischen Erfahrung basieren sollte, ist diese Aufgabe selbstverständlich erfahrenen Ärzten vorbehalten oder findet am Anfang unter ihrer Supervision statt. Dieses Vorgehen hat den Vorteil, dass mindestens zwei Personen mit unterschiedlichem Erfahrungs- und Lebenshintergrund auf den Patienten bzw. Probanden schauen und sich auch über das Ergebnis austauschen.

In meinem Fall handelte es sich um eine Begutachtung, mit der ich als schon gestandener Facharzt beauftragt wurde:

Ich bekam den Kasus einer 55-jährigen Reinigungskraft vorgelegt, die seit zwei Jahren nicht mehr gearbeitet hatte und die eine Rente begehrte. Dies begründete sie mit verschiedenen Leiden, die sich alle zu einem Schmerzsyndrom ergänzten. Sie war Diabetikerin, hatte ein erhebliches Übergewicht und diverse Rücken- und Gelenkerkrankungen, die auf vorzeitigen Abnutzungserscheinungen und mangelnder Bewegung beruhten. Von diversen Vorgutachtern war sie als träge bis antriebsarm, sehr einfach strukturiert sowie verschlossen, gehemmt und sogar als depressiv beschrieben worden. Die Akte hatte einen erheblichen Umfang und die Monotonie der beschriebenen Beschwerden und das offensichtlich unangemessene Begehren ihres Rentenwunsches machten das Lesen zu einer Mühsal. Die Sache war nach Aktenlage ziemlich eindeutig, zumal auch der Beginn ihrer Beschäftigungslosigkeit ganz offenbar mit einer Kündigung zusammenhing, die sie vor zwei Jahren erhalten hatte, als ihr Betrieb in Konkurs ging. Danach hatte sie sich also auf ihre Beschwerden konzentriert und keine ernsthaften

4

Bemühungen um eine erneute Arbeitsaufnahme in einem anderen Betrieb unternommen. Hinzu kamen die ausführlichen Begründungen und Einwände ihres Anwalts, die ihr Anliegen unterstützen sollten. Ich trat mit einer festgefügten Meinung die Untersuchung an und wurde in allem darin bestätigt, dass es sich um eine massive Aggravation ihrer zweifellos vorhandenen Gelenkbeschwerden handelte, die eine Arbeitsunfähigkeit und damit einen Rentenanspruch nicht ausreichend begründen konnte. Dazu kam noch, dass sie auch psychosomatische Behandlungen und weitgehende orthopädische Rehabilitationsmaßnahmen ohne erkennbaren Erfolg absolviert hatte. Immer wieder war sie als wenig zugänglich und sogar renitent charakterisiert worden.

Die Exploration gestaltete sich dementsprechend sehr zäh. Ich musste ihr jedes Wort aus dem Mund ziehen und fand keinen echten emotionalen Kontakt zu ihr. Der körperliche Eindruck der übergewichtigen Patientin verstärkte meine Antipathie und ich konnte die Ratschläge der Voruntersucher gut verstehen, dass eine erneute Rehabilitation nur nach einer Gewichtsreduktion sinnvoll wäre. Ich versuchte es mit einer vertieften anamnestischen Erhebung der Krankengeschichte, indem ich immer wieder auf die Auslösung der anfänglichen Symptomatik zurückkam, erntete aber nur sehr diffuse und unklare Erklärungen. Ich traktierte sie regelrecht mit meinen neurologischen Untersuchungen, um ihre Symptomübertreibung herauszuarbeiten und war auch schließlich überzeugt, dass ihr körperlicher Zustand nicht rentenwürdig war. Wie üblich in solchen Fällen, erfragte ich ebenfalls die familiäre Situation zur Kindheit filigran, ohne dass sich die Patientin emotional öffnete. Ihre Abwehrstrategie überzeugte mich auch davon, dass es sich nicht um eine originär depressive Symptomatik handelte, sondern dass diese nur auf die Klagen daraufgesetzt war, um die Schwere des Syndroms zu unterstreichen. Als ich schließlich nach zwei Stunden zum dritten Mal ausholte, um die Krankengeschichte vertieft zu erfassen und ihr erklärte, dass ich mit den von ihr in der Schmerzskala von 1 bis 10 mit 8 bis 9 angegebenen Beschwerden nichts anfangen könnte, erlebte ich eine rasante Wendung im Verhalten der Patientin/Probandin. Sie brach plötzlich in Tränen aus, zeigte heftigste Gemütsbewegungen und stieß mit Seufzen und Stöhnen ihre Kindheitsgeschichte hervor:

Es handelte sich um eine Ansammlung schrecklicher Ereignisse von körperlicher Züchtigung und anhaltendem sexuellen Missbrauch durch den Stiefvater bis zum Schweigegebot unter Todesdrohungen, um nachfolgende sich über Jahre ausdehnende Alpträume mit Nacherleben dieser Inhalte, um die mühsame Überwindung der sexuellen Abwehr, als sie verheiratet war und der geliebte Ehemann die Ehe vollziehen wollte, um die fehlende sexuelle Erlebnisfähigkeit trotz einer guten Ehe, um das bis heute eingehaltene Schweigegebot ihres sexuellen Missbrauchs und endlich um die Erinnerungen, die nach dem Tod des Ehemannes in ihr hochkamen und zur Exazerbation ihrer bedrohenden Träume führten, sowie um die zunehmende Depression in der Arbeitslosigkeit. Der Schlüssel für ihre Ausweglosigkeit war gefunden, und ich war erschüttert von dem unerwarteten Ausbruch. Ich konnte eine sog. posttraumatische Belastungsstörung diagnostizieren und dem Gericht empfehlen, ihr für eine begrenzte Zeit Rente zuzugestehen und eine Gesprächspsychotherapie einzuleiten, in der geringen Hoffnung, dass die Symptomatik nach so vielen Jahren des hartnäckigen Schweigens noch reversibel sein würde. Freilich blieb der fade Beigeschmack, dass ich der Patientin mindestens zwei Stunden lang massiv Unrecht getan hatte und dass ich fast meinem diagnostischen Vorurteil erlegen war.

▪▪ Kommentar

Bereits in die Anamnese fließt hier auch eine Wertung der Person der Patientin ein. Wie stark sich diese Faktoren auswirken, hängt von der zu bewertenden medizinischen Konstellation ab. Entsprechend sind die objektiven bzw. subjektiven Anteile an der „Meinungsbildung" unterschiedlich groß. An dem einen Ende der Skala könnte etwa eine Infektion stehen, die im Idealfall im Labor eindeutig identifizierbar ist und relativ einfach mit einem Antibiotikum zu behandeln ist. Hier sind die subjektiven Anteile an der Diagnose in der Regel eher gering. Am dem anderen Ende der Skala könnten komplexe psychodynamisch bedingte Erkrankungen stehen, die auch in körperlichen Symptomen zum Ausdruck kommen. Das Erstellen einer Diagnose ist immer auch eine Interpretation und folglich von der Persönlichkeit, der Ausbildung und der Erfahrung des Mediziners abhängig, der in einer Wechselwirkung zur Person des Patienten steht. Dieser Prozess beginnt bereits in der Phase der Anamnese.

Das an der Hochschule erworbene wissenschaftliche Rüstzeug bildet sozusagen die schmale Schneise, auf der man sich zunächst durch den Dschungel der Praxis bewegt. Das Berufsleben eines Mediziners besteht, um in diesem Bild zu bleiben, letztlich darin, diese Schneise der Erkenntnis mit dem Ziel zu erweitern, sich einer Realität anzunähern, die nicht immer mit standardisierbaren wissenschaftlichen Methoden und auch nicht mit dem eigenen Bild dieser Realität kongruent ist.

> **❯** **Entscheidend in diesem Prozess ist dabei das Bewusstsein darüber, dass der eigene Erkenntnis- und Erfahrungshorizont zwangsläufig eingeschränkt, aber auch durch subjektive Anteile in Form persönlicher Erfahrungen und sozialer Dispositionen beeinflusst sein kann.**

So dominieren in diesem Fall zunächst Erfahrungen mit „übergewichtigen" Menschen die Bewertung und führen schnell zur Diagnose „Aggravation". Um nicht den erkenntnistheoretischen Fallstricken eigener Vorurteile und Meinungen zum Opfer zu fallen bzw. – wie in dem dargestellten Fall – diese Diskrepanz schließlich auflösen zu können, bedarf es einer langen beruflichen Erfahrung. Es bedarf jedoch auch der Bereitschaft, der Komplexität der Realität Rechnung zu tragen und persönliche Anteile an Anamnese und Diagnose zu reflektieren.

Exkurs Posttraumatische Belastungsstörungen (PTBS)
Aggravation/Simulation ▶ Fall 9, Kap. 3
Das Diagnostische und Statistische Manual Psychischer Störungen in seiner vierten Fassung (DSM-IV) definiert Eingangskriterien für die Diagnose „**Posttraumatische Belastungsstörung**", sog. A-Kriterien. Zu diesen Kriterien gehört, dass eine Person Ereignisse erlebte, beobachtete oder damit anderweitig konfrontiert war, die den tatsächlichen oder drohenden Tod oder eine ernsthafte Verletzung der eigenen Person oder anderer Personen beinhaltete und dass die Reaktion der Person intensive Angst, Furcht, Hilflosigkeit oder Entsetzen umfasste. Als Ereignisse dieser Art gelten sexueller Missbrauch wir Vergewaltigung, körperliche Gewalt z. B. in Folter, Gefangenschaft und Krieg, Terroranschläge, Naturkatastrophen und ernsthafte, lebensbedrohliche Krankheiten.
Die Symptomatik der PTBS zeigt sich in der Regel Wochen bis Monate nach dem belastenden Erlebnis und besteht in Erinnerungssymptomen, den sog. Intrusionen, in denen sich in Rückblenden (Flashbacks) Gedanken und albtraumartige Bilder aufdrängen, wobei das Geschehen mit Ängsten erneut durchlebt wird. Dazu kommen Symptome der vegetativen Übererregung mit Schlafstörungen, Reizbarkeit, Schreckhaftigkeit und Konzentrationsstörungen sowie eine zunehmende Rückzugstendenz aus dem sozialen Leben. Manchmal entwickeln sich auch Depressionen, Suizidgedanken und psychosomatische Beschwerden.

■ **Fall 4: Die Stroke-Unit-Patientin oder die versäumte Untersuchung**
■■ **Fallschilderung**
Mit der Einrichtung der Stroke-Units, d. h. spezialisierter Intensiveinrichtungen zur Diagnostik, Überwachung und Therapie von Schlaganfallpatienten, ist eine wesentliche Verbesserung der Betreuung dieser Patientengruppe eingetreten, zumal in einem engen Zeitfenster von bis zu 4,5 Stunden nach dem Auftreten des Schlaganfalls eine Akuttherapie zur Verfügung steht. Vor-

4

rangiges Ziel einer genau definierten Diagnostik ist es, in diesem Zeitfenster zu einer therapeutischen Entscheidung zu kommen. Jedes Krankenhaus mit einer neurologischen Kompetenz strebt eine entsprechend zertifizierte Einheit an und ist bemüht, die Qualitätsstandards zu erfüllen.

Auch in unserem Krankenhaus existierte eine solche Intensivversorgung für akute Schlaganfälle. Eines Tages wurde über die Notaufnahme eine 43-jährige Frau mit einer Halbseitensymptomatik der rechten Seite angekündigt, die auf einen Schlafanfall hinwies und das entsprechende Handlungsschema auslöste, wozu in erster Linie die bildgebende Diagnostik des Kopfes gehörte. Nachdem das vorgeschriebene diagnostische Prozedere abgelaufen war, ohne Ergebnisse zu zeigen, musste ich mich pflichtgemäß der Frau widmen, da es sich um eine privatversicherte Patientin handelte. Häufig besteht in Fällen von sog. P-Patienten eine gewisse Distanziertheit des medizinischen Personals gegenüber dem Patienten, da es aus Erfahrung weiß, dass diese bestimmten Berufsgruppen zugehörige Klientel meist zu Sonderwünschen und anspruchsvollen Verhaltensweisen neigt, die im medizinischen Alltag nicht immer zu erfüllen sind. Mein erster Eindruck war, dass sich das Vorurteil auch dieses Mal bestätigen ließ; die Frau gab sich sehr selbstbewusst und zeigte sich allen Maßnahmen gegenüber kritisch und diskussionsfreudig. Dennoch musste sie sich auf eine erneute Erhebung der Krankengeschichte durch mich einlassen. Diese erbrachte, dass sie vor zwei Wochen schon einmal für eine knappe Woche unter der Diagnose „Schlaganfall" auf einer Stroke-Unit der benachbarten Stadt gewesen war und dass man dort schon alle verfügbaren Untersuchungen gemacht, im Kopf aber kein Korrelat für die angegebene Diagnose gefunden hatte. So hätte man sie dann als eine vorübergehend durchblutungsgestörte Patientin angesehen und mit der Diagnose einer transitorisch ischämischen Attacke entlassen. Zu meiner Verwunderung bot sie keineswegs den klinischen Anschein für eine solche Diagnose, war weder Raucherin noch Blutdruckpatientin oder dickleibig. Als ich nach dem Anamnesegespräch begann, sie neurologisch zu untersuchen, wurde sie ungehalten und herrschte mich an, was das solle und dass das noch nie jemand mit ihr gemacht hätte. Ich konnte meine Verblüffung nur mühsam verbergen. Sollte das wirklich wahr sein? Doch sie schilderte mir ihren Aufenthalt auf der Stroke-Unit so minutiös, dass ich ihr glauben musste. Sie war wirklich durch die gesamte moderne medizinische Maschinerie geschickt worden, ohne dass ein Kollege eine gründliche Krankengeschichte aufgenommen und eine ausführliche körperliche neurologische Untersuchung vorgenommen hatte.

❓ Hatte hier das Leitlinienschema „Akuter Schlafanfall" so gründlich gewirkt, dass es sich von der Ankündigung durch den Notarzt bis zur Entlassung fortgeführt hatte, ohne dass eine kritische klinische Prüfung erfolgt war?

Ich war perplex und diese Überraschung steigerte sich noch, als ich nach Abschluss der Untersuchung zur Diagnose kam, dass es sich um eine durch eine besondere Lage beim Schlafen verursachte vorübergehende Lähmung des rechten Armes gehandelt hatte, die die Patientin in ihrer Panik vielleicht dramatisch ausgestaltet hatte. Auch diesmal war die Symptomatik durch denselben Mechanismus ausgelöst worden, wie sie mir jetzt bestätigte. Das Erstaunen war nun auf ihrer Seite, und in der Folgezeit konnte ich bis zur schnellen Entlassung eine sehr kooperative und angenehme Patientin betreuen.

■■ **Kommentar**

Die medizinische Ausbildung versucht, den angehenden Medizinern zu vermitteln, wie sie in einer relativ kurzen Zeit mit nach Möglichkeit standardisierten Methoden zu zuverlässigen Ergebnissen kommen können. Dabei ist das schnelle Erkennen relevanter Merkmale einer Erkrankung von besonderer Bedeutung, da die Geschwindigkeit, mit der eine Therapie eingeleitet wird, in direktem Zusammenhang mit der Wahrscheinlichkeit eines positiven Verlaufs steht. Es ist also von größter Bedeutung, dass das Erkennen wichtiger Zusammenhänge quasi automatisiert verläuft. Die Formulierung von **Leitlinienschemata** ist dabei ein wichtiges Hilfsmittel, um diese Prozesse sicher und schnell durchlaufen zu können. Dies versetzt vor allem junge Mediziner selbst in schwierigen Arbeitszusammenhängen in die Lage, sicher zu agieren und die richtigen Untersuchungen und Therapien einzuleiten. In manchen Fällen ist es jedoch notwendig, diesen Automatismus durch eine Erweiterung der Perspektive zu hinterfragen.

Die Patientin in diesem Beispiel wurde prinzipiell richtig behandelt, da die geschilderte Symptomatik der in den Leitlinien zur Erkennung des „Akuten Schlaganfalls" beschriebenen Symptomatik entsprach. Wie sich jedoch durch eine weitergehende Anamnese zeigte, konnte die Diagnose eines akuten Schlaganfalls letztlich wieder zurückgenommen werden, da die neurologische Ursache der Halbseitensymptomatik schließlich auf eine besondere Lage beim Schlafen zurückgeführt werden konnte. Die Anwendung von Leitlinien zur Erkennung von Krankheiten bildet eine sichere Basis für das medizinische Handeln, da Erfahrungen der Vergangenheit gebündelt und nicht zuletzt eine rechtssichere Grundlage bereitgestellt wird. Es handelt sich dabei stets um eine Standardisierung, die zwar eine hohe Wahrscheinlichkeit, mit der Realität zu koinzidieren für sich beanspruchen kann, zugleich jedoch niemals eine Gewähr dafür bieten kann. In diesem Fall erwies sich die Diagnose „akuter Schlaganfall", die zunächst völlig korrekt gestellt wurde, sogar als objektiv falsch. Hinweise auf Zweifel an der Diagnose hätten sich zwar daraus ergeben können, dass die Patientin aufgrund ihres körperlichen Zustandes und ihrer Lebensweise kaum unter massiven Durchblutungsstörungen mit wiederkehrenden Schlaganfällen leiden konnte. Zugleich konnte daraus nicht der Schluss gezogen werden, dass es sinnvoll gewesen wäre, die Relevanz der diagnostischen Leitlinien, die auf einen Schlaganfall deuteten, aufgrund des Eindrucks vom körperlichen Zustand der Patientin oder deren Aussage über ihren Lebensstil grundsätzlich zu bezweifeln und die entsprechenden Maßnahmen nicht einzuleiten. Die Besonderheiten des Einzelfalls können vor allem durch einen zweiten Blick genauer betrachtet werden. Die individuellen Voraussetzungen, die Patienten mitbringen, bestimmen wesentlich die Wahrscheinlichkeit für bestimmte Krankheitsbilder und Krankheitsverläufe. Eine schematisierte Vorgehensweise bietet zwar eine Hilfestellung, relativiert jedoch häufig auch die Bedeutung des direkten ärztlichen Kontakts. Junge Ärzte neigen dazu, sich eng an die Vorgaben zu halten, um Fehler zu vermeiden. Dabei kann es zu Versäumnissen kommen, die die richtige Behandlung im Extremfall sogar verhindern können. Unterstützt wird dies besonders durch die häufig Hektik erzeugende Vorgabe, vor allem bei „Leitlinienfällen", vorgeschriebene Punkte „abzuarbeiten", um fachlichen und juristischen Konsequenzen infolge etwaiger Fehlentscheidungen vorzubeugen. Dabei werden vor allem jüngere Kollegen häufig „Opfer" des sog. **Haloeffekts**. Eine bereits bestehende Diagnose erzeugt dabei eine suggestive Wirkung, die den Blick einengen kann. Dies kann dazu führen, dass eine einmal gestellte Diagnose immer weiter transportiert wird und ein kritisches Hinterfragen gewissermaßen systematisch unterbleibt. Besonders schwer wiegt eine bestehende Diagnose vor allem dann, wenn ein erfahrener Kollege diese vorgenommen hat und ein jüngerer unerfahrener Kollege weiter mit dem Fall beschäftigt ist. Die Wirkung der vorangegangen Diagnose besteht vor allem darin, dass die Aufmerksamkeit „gelenkt" wird und manchmal auch über Widersprüche hinweg weitergeführt wird. Es bedarf einer kritischen Leistung, etwaige Widersprüche nicht zu „homogenisieren", sondern sie zur Grundlage einer veränderten Diagnose zu machen.

- **Fall 5: Das Nocebophänomen oder die falsch interpretierte Magensymptomatik**
- - **Fallschilderung**

Die Durchführung von gesponserten Medikamentenstudien gehört je nach Renommee der Abteilung zu den gelegentlichen Aufgaben von Stationsärzten. Dabei übernehmen sie, natürlich nach Zustimmung des Patienten, die Verantwortung für den organisatorischen Ablauf der Studie, d. h. die individuelle Einführung der Patienten in die Studie, deren Beratung, die Applikation der Medikamente sowie die Überwachung der Medikamentengabe. Auch das Monitoring der jeweiligen Wirkungen und Nebenwirkungen sowie die Anwendung von Zusatzuntersuchungen und ihre schriftliche Dokumentation entsprechend dem jeweiligen Design der Studie gehören zu den Aufgaben der Stationsärzte. Das alles erfolgt selbstverständlich unter Kontrolle durch den eigenen Chef und einen auswärtigen klinischen Monitor der Pharmafirma. Normalerweise werden solche zusätzlichen Arbeiten gern durchgeführt, da sie eine Unterbrechung des Stationsalltags, eine weiterbildende Einführung und gegebenenfalls einige angenehme Reisen zu Tagungen bedeuten, wenn die Studien präsentiert werden.

In unserer Abteilung waren es vor allem Studien mit Antiepileptika, die uns beschäftigten und schon zu einer gewissen Routine geworden waren, als wir eines Tages eine 50-jährige Patientin nach einem epileptischen Anfall auf ein neues Medikament einstellen wollten. Dies erfolgte in einer sog. placebokontrollierten Doppelblindstudie, was bedeutete, dass selbst der Anwender nicht wusste, ob sein Patient das echte oder das Scheinmedikament bekommen hatte. Dennoch war es seine Pflicht, den Patienten über die eventuell auftretenden Nebenwirkungen zu informieren, die das jeweilige Medikament verursachen könnte. Wir mussten die Patientin also darüber informieren, dass unsere Tablette nach dem jetzigen Kenntnisstand gegen die Anfälle wirken würde, aber durchaus die für Antiepileptika typischen Nebeneffekte wie Schwindelgefühl, Benommenheit, Gangunsicherheit, Übelkeit und Magenschmerzen verursachen könnte und dass sie uns darüber genau informieren müsste, da ja bei einer Unverträglichkeit die Medikamenteneinnahme abgebrochen werden sollte. Die Frau erklärte sich mit dem Prozedere einverstanden und nahm die verabreichte Tablette ohne Probleme, bis wir plötzlich am 3. Tag der Studie zu ihrem Bett gerufen wurden, da sie über heftigste Magenschmerzen und Übelkeit klagte. Im ersten Augenblick waren wir ratlos, ob wir die Studie abbrechen müssten, informierten uns jedoch in unserer Anleitung, dass bei zusätzlicher Anwendung einer die Magenschleimhaut schonenden Medikation keine Einwände bestünden, die antiepileptische Medikation weiterzuführen. Als aber diese Maßnahme keinen Erfolg hatte und auch das Telefonat mit dem Chef keinen Lösungsvorschlag erbrachte, wuchs eine gewisse Panik, da wir wegen der Akuität der Beschwerden einen Magendurchbruch befürchteten. Es wurde eine sofortige endoskopische Magenuntersuchung angeordnet, wobei das Applizieren der Sonde in den Magen sogar unter einer leichten Narkose erfolgen musste. Die Untersuchung erbrachte bis auf eine diskrete Schleimhautentzündung keinerlei pathologischen Befund, sodass wir erneut vor vielen Fragen standen und den klinischen Monitor der Firma einschalteten, der uns nach vielem Hin und Her schließlich riet, oder besser gesagt erlaubte, die Studie bei der Patientin abzubrechen und die Verblindung aufzulösen. Die Überraschung war groß, als wir erfahren mussten, dass die Frau lediglich eine Placebotablette erhalten hatte, in der sich keinerlei Wirkstoff befand. So mussten wir schließlich lernen, dass wir einem sog. Nocebophänomen aufgesessen waren, bei dem durch die suggestive Vermittlung des Nebenwirkungsprofils des echten Medikaments dessen Nebenwirkung auf das Placebopräparat übertragen wird, was dann zu fatalen Folgen führt. Natürlich stellten wir uns am Ende die Frage, ob in der Reaktion der Patientin nicht eine unbewusste Ablehnung der Studie zu sehen war und wir sie nicht ungebührlich zur Studie überredet hatten.

▪▪ Kommentar

Dieses Beispiel zeigt deutlich die mögliche Interdependenz von Erwartungshaltung und Behandlungsverlauf. Dieses Phänomen ist aus der Erforschung der Wirkung von Placebos seit langem bekannt und wird auch therapeutisch genutzt. Die positive Erwartung der Wirkung (eines Medikaments) hat eine Rückwirkung auf die tatsächliche Heilung, ohne dass ein Wirkstoff zum Einsatz gekommen ist. Der gegenteilig wirkende **Noceboeffekt** ist häufig weniger im Bewusstsein der behandelnden Ärzte, wenngleich auch hier die klinischen Prozesse deutlich beeinflusst werden können. Die Erwartung einer negativen Wirkung produziert den negativen Effekt bzw. kann diesen unterstützen, ohne dass ein Wirkstoff zum Einsatz gekommen ist, der diesen objektiv hätte erzeugen können. Dies bedeutet, dass ein Medikament tendenziell dann eine bessere Wirkung entfaltet, wenn eine positive Konnotation beim Patienten erzeugt wurde. Demnach kann der behandelnde Arzt die Wirkung eines Medikaments unterstützen, wenn er gemeinsam mit dem Patienten eine positive Erwartungshaltung erzeugt und der Patient von einer positiven Wirkung des Medikamentes ausgeht. Placebo- und Noceboeffekte scheinen jedoch auch über die Wirkung eines bestimmten Medikaments hinauszugehen und sich auf komplexe Behandlungsprozesse insgesamt auszuwirken. Die Auswirkungen bleiben möglicherweise nicht auf den Patienten beschränkt, sondern beziehen auch die medizinischen Akteure ein. Dabei kann ein wechselseitiger Prozess von Erwartungen entstehen, der den Verlauf einer Behandlung determinieren kann. Man könnte unser Beispiel auch so verstehen, dass der negative Verlauf der Behandlung das Ergebnis einer wechselseitig aufgebauten negativen Erwartungshaltung von Ärzten und Patient war, die schließlich dazu führte, dass die Patientin Symptome zeigte, von denen die Ärzte befürchteten, dass sie als Nebenwirkung des neuen Medikaments auftreten könnten. Diese Wirkung eines wirkstofflosen Präparats gibt zu denken und legt den folgenden, von erfahrenen Medizinern intuitiv antizipierten Schluss nahe:

> ❯ Die Beziehung zwischen Arzt und Patient bzw. das dadurch aufgebaute Vertrauen des Patienten beeinflusst erheblich den Verlauf der Behandlung.

Weniger im Fokus steht, dass das Vertrauen des Mediziners selbst in die von ihm durchgeführte Behandlung eine mittelbare Rückwirkung auf den Patienten und den Verlauf der Heilung entfalten könnte. Komplexe kognitive, soziale und psychologische Aspekte, denen noch wenig systematische Aufmerksamkeit geschenkt wurde, scheinen in diesem Zusammenhang eine erkennbare Wirkung zu entfalten.

Exkurs Nocebophänomen
(s. auch ▶ Fall 5, Kap. 3)
Während Placebowirkungen in der Medizin seit längerem gut beschrieben und ausreichend erforscht sind, handelt es sich beim Nocebophänomen um eine zwar klinisch bekannte, aber selten veröffentlichte Wirkungsform ärztlichen Handelns. Der Begriff leitet sich vom lateinischen Verb nocere = schaden ab und bezeichnet unspezifische Effekte einer Behandlung oder einer medizinischen Intervention, die schädlich wirken. Dabei unterscheidet man zwischen **Noceboeffekten** und **Noceboantworten**. Während bei ersteren Beschwerden und Symptomverschlimmerungen zusammengefasst werden, die unter einer Scheinbehandlung wie in klinischen Studien oder durch gezielte oder unbeabsichtigte Suggestion entstehen, versteht man unter letzteren Beschwerden und Symptomverschlechterungen, die nur durch negative Erwartungen des Patienten oder negative nonverbale Kommunikation der Therapeuten entstehen. Aus Studien kann geschlossen werden, dass beim Nocebophänomen wie auch beim Placebophänomen das Lernen durch Pawlowsche Konditionierung einen psychologischen Grundmechanismus darstellt und neurobiologisch zentrale Botenstoffe wie Dopamin und endogene Opiate eine wichtige Rolle spielen. Aus dem Gesagten wird deutlich, dass verbale und nonverbale Kommunikation von Ärzten und Krankenschwestern genügend negative Suggestionen zur Auslösung einer Noceboantwort enthalten können. Dies trifft vordergründig für lebensbedroh-

liche und andere extreme Situationen im medizinischen Alltag zu, in denen der Patient durch die Schwere der Bedrohung, durch die verabreichten Medikamente oder den immanenten Entscheidungsdruck so eingeengt ist, dass selbst einfache Äußerungen missverständlich gedeutet werden, die dann negative Suggestionen erzeugen können. Vor allem in Schmerzstudien ließ sich zeigen, dass Angst und Schmerz verstärkt wurden, wenn scheinbar mitfühlende Äußerungen den Schmerz ankündigten mit Worten wie „brennen", „stechen", „schlimme Prozedur" u. ä. Gleiches scheint für viele Angaben in Beipackzetteln von Medikamenten zu gelten, deren Aussagen über äußerst seltene Nebenwirkungen von Patienten oft herangezogen werden, um das eigene Misstrauen gegenüber der Therapie auszudrücken. Hier besitzt offenbar das ärztliche Aufklärungsgespräch eine größere Bedeutung als bisher angenommen, da es leicht Noceboantworten induzieren kann. Auf die ethische Bedeutung, wenn es um das Dilemma von sachgerechter Erklärung irreversibler Nebenwirkungen und erlaubtem Verschweigen unbedeutender Seiteneffekte geht, wird an dieser Stelle nur hingewiesen. Gleiches gilt ohne Einschränkung für die medizinische Vorbereitung jeglicher Eingriffe und eingreifender Akte. Eine unangemessene Aufklärung über mögliche Komplikationen einer Therapie und negative Erwartungen seitens des Patienten erhöhen die Häufigkeit unerwünschter Wirkungen (Häuser et al. 2012).

■   **Fall 6: Die Wunderheilung der Schmerzpatientin oder die mangelnde Distanz des Arztes**
■■   **Fallschilderung**
Vom ersten Tag der ärztlichen Tätigkeit an sieht sich der junge Arzt vielfältigen Ausprägungen von Schmerzsyndromen gegenüber, die er selbstverständlich zuerst diagnostisch klassifizieren muss, um sie dann entsprechend den Leitlinien behandeln zu können. Dabei wird er immer wieder die Erfahrung machen, dass Schmerz zwar wissenschaftlich gut erklärbar ist, aber dennoch sehr unterschiedlich von jedem Patienten erlebt wird, zumal er oft aus verschiedenen Quellen gespeist wird.

Ähnlich erging es mir in meiner Anfangszeit, als ich als Stationsarzt eingesetzt war und mit einer Berufsanfängerin eine neurologische Station mit 30 Patienten zu betreuen hatte. Da wir neben einer ausgefeilten Physiotherapie auch mit lokalen paravertebralen Injektionen behandelten, wurden uns häufig Patienten mit Rückenschmerzen zugewiesen, die wir nach ausführlicher Diagnostik der Wirbelsäule und des Rückenmarks selbst therapierten, wenn eine neurochirurgische Operation nicht in Frage kam. So hatte sich ein sehr pragmatischer Standard in Diagnostik und Therapie durchgesetzt, dem wir mit einigem Erfolg schematisch folgten.

Auch mit einer älteren Dame wurde unserem Standard entsprechend verfahren, die schon in der Anfangsphase sehr anhaltend über Schmerzen geklagt hatte. Im Weiteren überhäufte sie trotz des Ausschlusses relevanter Veränderungen an der Wirbelsäule meine junge Kollegin, die sie betreute, täglich mit ihren Klagen, sodass diese schon begann, dem entsprechenden Zimmer und damit ihrer Patientin auszuweichen. Sie hatte sich allerdings soweit mit dem Leiden der Patientin identifiziert, dass sie die nach unserem Eindruck überzogenen Verhaltensweisen der Frau uns gegenüber verteidigte, wenn wir Einwände formulierten. Schließlich musste ich mich opfern und das Jammern der Patientin bei einer erneuten Untersuchung über mich ergehen lassen. Ich mühte mich redlich, sie noch einmal gründlich zu untersuchen und ihr alle Maßnahmen zu erklären, die ihren Schmerz lindern sollten. Auch meine darüber hinaus gehende Bemerkung, dass ja ihr Schmerz neurologisch gesehen gar nicht existent sein dürfte, weckte nur ihre Abwehr und ihr Gefühl, nicht verstanden zu werden. Die Situation spitzte sich dermaßen zu, dass auch die Mitpatienten im Zimmer unwillig wurden, da die Frau die größte Zeit der Visite und wiederholte Interventionen der Bereitschaftsärzte für sich beanspruchte. Die Krankenschwestern waren in den Diensten ebenfalls überfordert mit der Entscheidung, ob sie erneut zusätzliche Schmerzmittel geben dürften, was wir Ärzte eigentlich nicht vorgesehen hatten, und so wurden regelmäßig die diensttuenden Ärzte gerufen. In dieser scheinbar ausweglosen Situation kam mir als letzter Gedanke, diesen Fall in meiner Balint-Gruppe vorzustellen, in der wir regelmäßig unter fachkundiger psychotherapeutischer Anleitung Fälle aus diesem medizinischen Bereich besprachen. Mit sichtlicher Unsicherheit stellte ich die Schmerzpatientin vor und bekam zu meiner Überraschung einen sehr banalen Ratschlag, mit dem ich nicht gerechnet hatte. Die Diskussion erbrachte die klare Analyse, dass wir offenbar die Balance zwischen der Empathie des Therapeuten und der notwendigen Distanzierung nicht eingehalten hatten und dass ich unsere Distanz zu den Schmerzen der Patientin dadurch ausdrücken sollte, indem ich sie darauf hinwies, dass es ja doch ihr Rücken und ihre Schmerzen seien und sie selbst, natürlich mit unserer Hilfe, damit fertig zu werden hätte. Wenig überzeugt, begab ich mich am nächsten Tag in die Höhle der Löwin und versuchte es mit meinem Spruch, dass wir ja nicht für ihre Schmerzen verantwortlich seien und dass sie diese von sich aus bewältigen müsse. Die Visite an ihrem Bett war sehr kurz, und ich kann mich noch gut an den überraschten Gesichtsausdruck erinnern, als ich mich ziemlich prompt umdrehte und das Zimmer verließ. Ich erwartete selbstverständlich eine heftige Reaktion oder mindestens eine lebhafte Beschwerde beim Chefarzt. Stattdessen bat sie mich am Nachmittag um ein Gespräch außerhalb der Visite, zu dem sie das Bett verließ und mir ohne längere Einleitung erklärte, dass sie zwar seit längerem mit Rückenschmerzen zu tun gehabt hätte, dass aber diese erst dann ein unerträgliches Ausmaß erlangt hätten, als sie durch Mitteilungen einer Freundin erfahren musste, dass ihr Mann ein außereheliches Verhältnis unterhalte. In einer Rücksprache mit ihr hatte er schließlich seine Trennungsabsichten klargemacht und ihr die Scheidung nahegelegt. Sie war vollkommen unvorbereitet mit diesem plötzlichen Scheitern ihrer Ehe konfrontiert worden und hatte auch noch keine Entscheidung getroffen, wie es weitergehen sollte. So ergab sich ein ausführliches Gespräch zwischen uns, welches im Wesentlichen aus Zuhören meinerseits bestand und in das ich kaum eigene Erfahrungen mit solchen Lebenssituationen einbringen konnte. Am nächsten Tag wünschte sie die Entlassung und teilte mir mit, dass sie in die Scheidung einwilligen würde. Von den Rückenschmerzen war kaum noch die Rede, und als ich ihr noch weiterführende Ratschläge zur Prophylaxe machen wollte, winkte sie nur ab und verließ die Klinik.

■■ **Kommentar**

Aufgrund eines komplexen Wechselspiels von psychischen und physischen Parametern der menschlichen Gesundheit ergeben sich häufig schwierige Diagnosen und noch schwierigere Therapien. Den Patienten ist es in der Regel nicht bewusst, dass sie im subjektiven Empfinden einer Krankheit oder – wie in diesem Fall – eines Schmerzes im Einzelfall auch auf psychische Belastungssyndrome reagieren und ihr Leid in einer Heftigkeit erleben, die nicht in Einklang mit dem medizinischen Befund zu stehen scheint. Die Krankheit könnte man bei dieser Patientin – wie sich erst später zeigte – als eine Art materialisiertes seelisches Leid beschreiben, das wahrscheinlich authentisch erlebte bzw. reale Schmerzen nach sich zog. Die erlebten körperlichen Schmerzen bildeten für die Patientin ein Äquivalent für das ihr zugefügte seelische Leid. Zugleich war die Transformation der psychischen in körperliche Schmerzen auch der Garant dafür, in ihrem Leid eine besondere Aufmerksamkeit seitens des gesamten Teams und besonders der jungen, empathisch reagierenden Ärztin zu erfahren. Man könnte die körperlichen Schmerzen auch als Ventil für die seelischen Schmerzen verstehen, für die der Patient vielleicht keine adäquaten Ausdrucksformen zur Verfügung standen oder zu denen sie keinen bewussten Zugang hatte. Dies alles war mit an Sicherheit grenzender Wahrscheinlichkeit nicht geplant im Sinne einer bewussten Instrumentalisierung des sie betreuenden medizinischen Personals, sondern entwickelte sich spontan und unbewusst.

Es ist vor allem für junge Mediziner ausgesprochen schwierig, sich emotional der Dynamik eines Prozesses zu entziehen, wie ihn die junge Ärztin erlebt hatte, zumal diese Problematik in der medizinischen Ausbildung allenfalls am Rande thematisiert wird. Die spontane menschliche Empathie verhinderte eine Distanzierung, zumal die Kollegin wohl auch die emotionale Bedürftigkeit spürte, die die Patientin ausstrahlte. Zugleich war sie dadurch selbst psychisch überfordert und konnte durch die emotionale Nähe schließlich kaum mehr die Behandlung übernehmen. Wie sich zeigte, bestand der Schlüssel für eine Lösung gerade darin, diese Ebenen ausdrücklich zu trennen und die Patientin in die Verantwortung für ihre Gesundheit bzw. ihre Schmerzen zu nehmen. Nicht immer wird eine vergleichsweise einfache Lösung wie in diesem Falle möglich sein, doch bleibt die volle Handlungsfähigkeit für Mediziner nur dann erhalten, wenn sie nicht bzw. angemessen in die psychische Dynamik des Patienten involviert sind. Diese Distanz ist notwendig, weil es bei einer emotionalen Nähe nur noch schwer möglich ist, einen „objektiven" Blick zu bewahren. Zudem entzieht man durch eine objektive Perspektive dem Patienten auch Spielräume zur Kompensation von seelischen Vorgängen und deren Übertragung auf eine körperliche Symptomatik. Möglicherweise treten andere Maßnahmen wie eine psychotherapeutische Behandlung dann eher in den Vordergrund.

> ❯ Die Erkenntnis aus der Supervisionsgruppe, dass Patienten in die Verantwortung für ihren Körper und ihre Gesundheit einbezogen werden sollen, bzw. sie mit ärztlicher Unterstützung die Verantwortung mehr oder weniger vollständig tragen müssen, hat sich in dem beschriebenen Beispiel als erfolgreich erwiesen und kann, entsprechend adaptiert, sicher auch auf andere Fälle übertragen werden.

- **Fall 7: Der schwierige Copingprozess oder die ungleiche Partnerschaft von Patient und Maschine**
- - **Fallschilderung**

Die Einleitung diagnostischer Maßnahmen ist eine der ärztlichen Grundaufgaben, wobei die technische Entwicklung in der Medizin revolutionär anmutende Fortschritte zu verzeichnen hat. Was das für Patienten bedeutet, ist mir niemals so klar geworden wie bei einer 18-jährigen Patientin, die uns ihren diagnostischen Leidensweg filigran beschrieben hat. Was war geschehen? Die junge Frau war am Vortage akut aufgenommen worden, weil sie von einem Tag auf den anderen eine halbseitige Schwäche verspürt hatte und deshalb zum Allgemeinarzt gegangen war. Dieser hatte sie unverzüglich zu einem Neurologen geschickt, der sie sofort zur stationären Behandlung eingewiesen hatte. Wir hatten die halbseitige Symptomatik als leichte Lähmung bestätigt und unter dem Erstverdacht eines Schlaganfalls eine Computertomographie (CT) durchführen lassen, die kein krankhaftes Ergebnis gebracht hatte. Ergänzend waren die Halsgefäße dopplersonographisch untersucht worden, die sich ebenfalls unauffällig zeigten. Schließlich hatten wir uns noch zu einer Lumbalpunktion entschieden, um eine Entzündung oder versteckte Blutung zu erfassen, dabei aber schon aus den abwehrenden Reaktionen der Patientin gemerkt, dass es sich um eine sehr sensible und differenzierte junge Frau handelte, die wegen der offensichtlich von uns entfalteten Hektik ziemlich besorgt war. Natürlich hatten wir alle Ergebnisse entsprechend positiv kommentiert, um ihre Besorgnis zu zerstreuen. Als wir sie am nächsten Tag visitierten, konnten wir keine Verbesserung, weder körperlich noch psychisch, registrieren. In der Nachbesprechung des Falles hatten wir uns dann zur Durchführung einer Magnetresonanztomographie (MRT) entschlossen und die Durchführung sofort eingeleitet, ohne noch einmal mit der Patientin zu sprechen. Wie sonst üblich, sollte das eine Aufgabe der direkt betreuenden Ärzte sein. Als wir am Dienstende den Fall noch einmal zusammenfassend mit allen Ergebnissen bewerten wollten, war die Patientin nicht auffindbar und jegliche Suche im Krankenhaus und bei den Eltern vergeblich. Die Nachfrage in der MRT-Abteilung erbrachte, dass man die Anmeldung zwar bekommen und die Patientin auf der Trage liegend gesehen hatte, den Fall aber wegen einer dringlicheren Diagnostik auf den Abend verschoben hatte. So war sie offenbar – und hier verloren sich die Spuren – zur Station zurückgeschickt worden, dort aber wohl nicht angekommen. Unsere Aufregung war groß, da wir keine Erklärung für den Vorfall hatten und sogar eine latente Selbstmordgefährdung erwägen mussten. Dennoch entschlossen wir uns glücklicherweise nicht zu einer polizeilichen Suche, sondern zu einem Abwarten bis zum Abend. Gegen 20 Uhr wurde sie dann von einem jungen Mann, den sie als ihren Freund vorstellte, zurückgebracht. Wir fühlten uns sichtlich erleichtert, als wir den Eltern den glücklichen Ausgang der Angelegenheit mitteilen durften. Was hatte sich nun ereignet? Zweifellos hatte sie in Panik gehandelt und begründete ihre Flucht mit einer nicht unterdrückbaren Furcht, schwer an Krebs erkrankt zu sein.

? Wie konnte es dazu kommen, obwohl wir ihr die diagnostischen Ergebnisse mitgeteilt hatten?

Die Kaskade von groben Versäumnissen unsererseits begann damit, dass sie mitgehört hatte, dass das Ergebnis der CT-Untersuchung negativ sei, was ja in medizinischem Sinne bedeutete, dass man die vermutete Läsion durch den angenommenen Schlaganfall nicht gefunden hatte. Als auch die anderen eilig vorgenommenen Untersuchungen ohne Diagnose blieben, hatte sich bei der Patientin der Gedanke an einen Hirntumor festgesetzt. Dazu kamen der Stress der eilig durchgeführten Zusatzuntersuchungen, die körperliche Anstrengung und die Schmerzen bei der Punktion. Die Eskalation setzte sich fort, als wir sie ohne weiteren Kommentar und Aufklärung zum MRT schickten. Diese war versäumt worden, weil die im Vormittagsdienst verantwortliche Ärztin ihren Dienst beendet hatte und der Kollege am Nachmittag glaubte, dass eine Aufklärung stattgefunden hätte. Das alles hatte sie dahingehend fehlgedeutet, dass man ihr die wahre Diagnose verschleiern wollte. Schließlich war sie auf die MRT-Warteliste gekommen und hatte auf der Station gewartet, bis man sie abgerufen hatte. Aber auch hier hatte es keine adäquate Übergabe zwischen den Krankenschwestern, den Transportierenden und den technischen Assistenten der MRT-Abteilung gegeben, sodass sie scheinbar verlassen in ihrem Nachthemd auf der Untersuchungsliege vor der Radiologie warten musste, als alle dort Beteiligten emsig mit einem akuten Fall beschäftigt waren. Dazu kamen die fremden Geräusche, das Allein- und Ausgeliefertsein und der beängstigende Eindruck der Großgeräte. Als sie schließlich erneut ohne Diagnostik auf die Station geschickt wurde, hatte sie jegliches Vertrauen restlos verloren, war in Panik ausgebrochen und zu ihrem Freund geflohen. Am Ende saß sie in Tränen aufgelöst vor uns und entschuldigte sich, was eigentlich von unserer Seite notwendig gewesen wäre. Im Verlauf des stationären Aufenthaltes war sie gut zu führen und hat sogar ihre relativ schwerwiegende Diagnose einer multiplen Sklerose gut bewältigt.

▪▪ Kommentar

In der Routine des Alltags mit einer Vielzahl von Patienten und Untersuchungen ist es manchmal schwierig, die Relevanz der Untersuchungen und der möglichen oder tatsächlichen Diagnosen für die Patienten immer angemessen zu berücksichtigen Die Routine des medizinischen Personals entspricht in der Sicht der Patienten einer mehr oder weniger stark ausgeprägten existentiellen Bedrohung. Die „objektive" Besprechung eines Befunds bedeutet für einen Patienten möglicherweise eine starke reale oder empfundene Bedrohung. Es ist aus diesem Grund wichtig, den Patienten Befunde zu „übersetzen" und in eine für diese verständliche und nachvollziehbare Form zu übertragen. Dies ist durchaus schwierig, da sich sowohl Erkrankungen oder Verletzungen ebenso stark voneinander unterscheiden wie die Persönlichkeiten der Patienten. Im Falle der sensiblen jungen Frau, die sich mit größter Sorge den Untersuchungen unterzieht, ist sicher die höchste Sensibilitätsstufe geboten und darüber hinaus auch eine transparente Begleitung durch den gesamten Prozess notwendig.

> ❱ Es bedarf eines hohen Maßes an Erfahrung, um den Patienten mit der notwendigen Sensibilität zu begegnen und die Kommunikation in einer Weise zu gestalten, die dem Informationsbedürfnis, den Ängsten, der Ungeduld oder auch der Wut des Patienten gerecht wird.

Exkurs Coping

Der Begriff des **Coping** bezeichnet im Allgemeinen eine spezifische Anpassungsleistung bzw. die Entwicklung von Bewältigungsstrategien, mit deren Hilfe Individuen die sich verändernde Realität mit ihrer Persönlichkeit in Einklang bringen (engl. to cope with = bewältigen, überwinden). In der Medizin verwendet man diesen Begriff auch im Hinblick auf die Herausforderungen, denen Patienten im Zuge komplexer Untersuchungen und der Diagnosestellung von Krankheiten ausgesetzt sind, deren Auswirkungen gravierend und/oder dauerhaft für die Patienten sind. Der **Copingprozess** wird durch personen- oder umgebungsspezifische Faktoren ausgelöst und verläuft spontan und dynamisch. Die dabei zu beobachtenden Handlungs- und Kommunikationsmuster korrelieren eng mit der Persönlichkeit der Patienten und reichen von konflikthafter Konfrontation über Resignation bis hin zur Flucht aus der Situation. Die Muster früher erlernter Bewältigungsstrategien kommen in einer ersten Reaktion auf den diagnostischen Vorgang oder die medizinische Behandlung zum Ausdruck. Aufgrund deren individueller Ausprägung sind allgemeine Prognosen über die Reaktionen der Patienten nur schwer möglich. Der Copingprozess an sich ist vor allem deshalb unvermeidlich, weil durch eine Erkrankung und die darauf folgende Diagnose ein Stimulus gesetzt wurde, der eine Wirkung entfaltet und der von den Patienten psychisch bearbeitet werden muss. Die bisherige Konstruktion der Realität oder Zukunftsprojektionen kann u. U. nicht mehr tragfähig erscheinen und muss durch einen schmerzhaften Prozesses neu kodiert, also angepasst werden. Die Reaktionen der Patienten sind also „objektiv" begründet und haben mit einem bestimmten Verhalten des medizinischen Personals nicht unmittelbar etwas zu tun. Der Copingprozess des Patienten kann mithilfe der empathischen Intervention seitens des Arztes oder einer psychologischen Betreuung des Patienten positiv beeinflusst werden, insgesamt sind die Möglichkeiten, etwa durch eine besondere soziale Zuwendung zu unterstützen, allerdings begrenzt. Es ist sehr wichtig, sich zu vergegenwärtigen, welchem enormen seelischen Anpassungsdruck sich Patienten subjektiv ausgesetzt sehen können. Dies beginnt schon mit technischen Untersuchungen im Krankenhaus, die sehr belastend sein und Ängste auslösen können (Kröger 1989). Insgesamt ist es wichtig, eine an die Persönlichkeit der Patienten angepasste Form der Transparenz zu finden, die nicht beschönigt und zugleich Formulierungen findet, die dem Horizont der Patienten gerecht werden. Für das medizinische Personal besteht die Herausforderung dabei vor allem darin, die individuellen Reaktionen der Patienten im Sinne eines Copingprozesses zu verstehen, sich nicht auf eine emotionalisierte Ebene zu begeben und zugleich die Sensibilität aufzubringen, die fachlichen Aspekte in einer Form zu transportieren, die auch den individuellen Gegebenheiten der Patienten gerecht wird.

Literatur

Donner-Banzhoff N (2012) Archäologie einer Beziehung. Dtsch Arztebl 109(42):1662–1665

Dörner K (2001) Der gute Arzt: Lehrbuch der ärztlichen Grundhaltung. Schattauer, Stuttgart New York

Häuser W, Hansen E, Enck P (2012) Nocebo phenomena in medicine: their relevance in everyday clinical practice. Dtsch Arztebl Int 109(26):459–465

Hibbeler B (2011) Was ist ein „guter" Arzt? Dtsch Arztebl 108(51–52):C 2270–2273

Kröger G (1989) Was erleben Kranke bei technischen Untersuchungen im Krankenhaus? EEG-Labor 11:105–118

Lown B (2004) Die verlorene Kunst des Heilens. Schattauer, Stuttgart New York

Maio G (2012) Ärztliche Hilfe als Geschäftsmodell. Dtsch Arztebl 109(16):A 804–807

Arzt und Angehörige

Hubertus K. Kursawe, Herbert Guggenberger

H. K. Kursawe, H. Guggenberger,
Neu im Klinikalltag – wie junge Mediziner den Einstieg besser meistern,
DOI 10.1007/978-3-642-44984-0_5, © Springer-Verlag Berlin Heidelberg 2013

5.1   Allgemeine Problematik

Angehörige der Patienten spielen in der medizinischen Praxis eine kaum zu unterschätzende Rolle. Sie sind es, die häufig mehr als die Patienten, Mediziner mit Ansprüchen, Vorwürfen und Erwartungen überhäufen, Drohungen für den Fall scheiternder Operationen aussprechen oder das Versprechen einfordern, „alles" werde schon gut gehen. Angehörige sind zugleich in vielen Fällen auch Verbündete, die wichtige Funktionen für den Genesungsprozess übernehmen können. Sie tragen bei kranken, behinderten oder pflegebedürftigen Menschen die Verantwortung und häufig eine große Last, wobei eigene Probleme der Angehörigen oder deren Überforderung angesichts der Probleme des Patienten in den Hintergrund treten oder nicht wahrgenommen werden.

Der Kontakt zu den Angehörigen ist vor allem dann besonders wichtig, wenn zu erkennen ist, dass sie eine wichtige Funktion für den Patienten haben. Es kann hilfreich sein, bestimmte Zeiten festzulegen, in denen man für ein Gespräch zur Verfügung steht. Der Aufbau eines Kontakts zu Angehörigen erfordert es, diese unabhängig vom Patienten als Personen ernst zu nehmen und auf deren Probleme einzugehen. Für das Verständnis der Reaktion von Angehörigen ist es wichtig, sich zu vergegenwärtigen, dass sie sich häufig in einer besonderen Belastungssituation befinden.

Handelt es sich um erkrankte Kinder, so leiden die Eltern zumeist empathisch mit, sie machen sich u. U. Vorwürfe, irgendetwas versäumt zu haben, nehmen unausgesprochen die Schuld für eine Erkrankung auf sich und sind oft sehr aufgeregt. Dieser Druck wird in besonderen Belastungssituationen leicht auf die behandelnden Ärzte übertragen. Die Reaktionen auf Komplikationen fallen aus diesem Grunde häufig sehr heftig aus, und der Vorwurf der Verursachung durch die behandelnden Ärzte wird leicht erhoben. Angehörige chronisch kranker oder behinderter Menschen stehen ebenfalls unter einem besonderen Druck. Schuldgefühle können dabei ebenso eine Rolle spielen wie chronische Überlastungen. Diese entstehen dadurch, dass Pflege- und/oder Betreuungsleistungen übernommen werden, die zeitlich aufwendig, körperlich anstrengend und zumeist auch finanziell belastend sind, sodass dadurch häufig Zeit und Kraft fehlen, um voll berufstätig zu sein. Hinzu kommt eine massive psychische Belastung, da diese Menschen die Erkrankung oder Behinderung eines nahestehenden Menschen kontinuierlich als Defizit erleben. Während der Patient selbst sich möglicherweise zumindest zum Teil mit bestimmten Einschränkungen arrangiert hat, können Angehörige diesen Prozess kaum nachvollziehen und konfrontieren sich selbst permanent mit einem alten Bild aus einer Zeit, als „die Welt noch in Ordnung war". Darüber hinaus entsteht oft eine zunehmende soziale Isolation der Angehörigen, die einerseits durch die starke zeitliche, körperliche und finanzielle Inanspruchnahme verursacht wird und andererseits eine Folge der Krankheit/Behinderung des Patienten ist. Erschwerend sind dabei ausgesprochene oder unausgesprochene Schuldgefühle, die auch unabhängig von einem konkreten Versäumnis entstehen können und zu einer nachhaltigen Belastung der Angehörigen führen. Verstärkte Schuldgefühle können auch dann entstehen, wenn Angehörige behinderter, suchtkranker oder dementer Patienten immer wieder Gewalt anwenden müssen, um sie am Suizid, der Einnahme weiterer Suchtmittel oder dem ungeplanten Verlassen des Hauses zu hindern. Dies hinterlässt psychische Spuren und Gefühle der Ratlosigkeit und Ohnmacht. Bei Angehörigen, deren Vater oder Mutter schwer erkrankt ist oder im Sterben liegt, vollzieht sich gewissermaßen im Zeitraffer eine Aufarbeitung der Vergangenheit, die ebenfalls zu Versagensgefühlen, aber auch Wut und Verzweiflung führen kann.

Bei Patienten mit Migrationshintergrund sind in vielen Fällen die Familien auch heute noch patriarchalisch strukturiert. Es ist also möglich, dass sich Entscheidungen, die von Patienten und anderen Angehörigen getroffen wurden, mit dem vielleicht verspäteten Eintreffen des „Familienoberhaupts" abrupt ändern können. Die Entscheidung des Patriarchen kann wesentlich den weiteren Verlauf der Behandlung beeinflussen. Es ist häufig empfehlenswert zu versuchen, das Familienoberhaupt einzubinden und für ein sinnvolles Behandlungskonzept zu gewinnen.

Angehörige stehen häufig unter einem hohen Druck, der leicht an diejenigen weitergegeben wird, die für die ihnen nahestehenden Menschen in einem kritischen Moment besondere Verantwortung tragen: die Ärzte. Die Personalisierung der Verantwortung, der sich Mediziner dann ausgesetzt sehen, kann sehr schwer wiegen. Es findet eine Art Übertragung der Verantwortung und eventueller Schuldgefühle statt, die zu einer Entlastung der Angehörigen und einer Belastung des involvierten medizinischen Personals (Ärzte und Pflegepersonal) führt. Mit dieser „Ventilfunktion" in einer geeigneten Weise umzugehen, ist schwierig und kann durch ein professionelles Kommunikationsmanagement erleichtert werden. Diesen technisch anmutenden Begriff haben wir deshalb gewählt, weil Angehörige häufig auf einer emotionalen Ebene agieren und intuitiv erwarten, dass ihr Gegenüber ebenfalls auf dieser Ebene agiert bzw. empathisch reagiert und „mitfühlt". Sich diesem Anspruch zu entziehen ist schwierig, da die menschlich-emotionale Ebene stets „mitschwingt", und zugleich notwendig, weil der permanente Rekurs auf eine fachlich Ebene nicht nur die Voraussetzung für ein zielgerichtetes und effektives Handeln ist, sondern auch einer hohen emotionalen Belastung vorbeugen kann (vgl. ▶ Burnout-Phänomen; Fall 4, Kap. 3). Die Kommunikation mit Angehörigen bewegt sich zwischen dem Ernstnehmen der emotionalen Betroffenheit der Angehörigen (und auch der eigenen Person) und dem permanenten Rekurs auf die Sachebene. Dies kann vor allem dann gut gelingen, wenn die in manchen Fällen schwer zu vermeidende emotionale Empathie gewissermaßen in ein optimales medizinisches Agieren transformiert wird. Dies ist die Ebene, auf der Mediziner so etwas wie eine professionalisierte Empathie leben können. Sich der unter der Oberfläche einer scheinbar fachlichen Ebene verlaufenden Metakommunikation bewusst zu sein und die Mechanismen der Übertragungen im täglichen Handeln zu berücksichtigen, ist notwendig, um sich sicher auf einer medizinischen Ebene bewegen zu können und einer starken emotionalen Belastung vorzubeugen. Wir empfehlen, diese Problematik im Rahmen von Fortbildungen zu berücksichtigen.

5.2 Fallbeschreibungen

- **Fall 1: Die eingreifende Diagnose oder der Therapieboykott durch die Familie**
- ■ **Fallschilderung**

Als ich nach ein paar freien Tagen ausgeruht und guter Dinge an meinen Arbeitsplatz zurückkehrte, wurde mir bei der Oberarztvisite ein junges Mädchen von 16 Jahren vorgestellt, bei dem ich den Therapievorschlag für eine antiepileptische Medikation bestätigen sollte. Der Fall schien klar und stellte sich wie folgt dar:

Das Mädchen hatte seit Wochen und ohne erkennbaren äußeren Grund Anfälle mit Muskelzuckungen beider Arme einschließlich der Schulter, die sich in den letzten Tagen vor der Einweisung so gehäuft hatten, dass sie nicht mehr zur Schule gehen konnte. Selbst im Unterricht waren diese Anfälle vorgekommen, was zu besorgten Reaktionen der Lehrerin und vor allem der Mutter geführt hatte. Man zählte an manchen Tagen bis zu 20 solcher Attacken, die nur Sekunden anhielten, das Bewusstsein offensichtlich aber nicht wesentlich beeinträchtigten. Die Kollegen stellten mir die sonst unauffällige Patientin als einen typischen Fall von jugendlicher Myoklonusepilepsie vor, einer Epilepsieform, die nur mit Muskelzuckungen einhergeht, und beschrieben die in den Elektroenzephalogrammen (EEG) nachweisbaren typischen spitzen Potenziale. Auch hatte man ein dafür geeignetes Medikament schon vorbereitet. Da es ein erstmaliges Auftreten der Anfälle und damit eine Erstdiagnose war, ließ ich mir nicht nur die Patientin, sondern auch die EEG-Kurven zeigen und äußerte sehr zum Ärger meiner Kollegen Zweifel, da es sich in den Kurven auch um Artefakte, d. h. um durch Wackeln verursachte Scheinphänomene, handeln konnte. Schließlich einigten wir uns auf eine Kontrolluntersuchung unter simultaner Videoaufzeichnung. Mir schien eine doppelte Sicherheit der Diagnose insbesondere deshalb angebracht, da ja die antiepileptische Einstellung im jugendlichen Alter einen gewaltigen Eingriff in die Integrität eines jungen Lebens bedeutet. Insofern wären auch die Verzögerung des Therapiebeginns und die Verlängerung des stationären Aufenthalts durchaus vertretbar gewesen. Am nächsten Tag stellte es sich dann zur Überraschung meiner Kollegen doch heraus, dass es sich um Artefakte handelte, die haargenau mit den spitzen Potenzialen im EEG koinzident waren und auch in der Konfiguration keinen epilepsietypischen Charakter hatten. Was war zu tun? Wir konnten der Patientin und ihrer Mutter nicht einfach routinemäßig mitteilen, dass es sich nun doch nicht um epileptische Anfälle handelte und sie mit der Tochter wieder nach Hause gehen könnte. Ich entschloss mich unmittelbar nach der Untersuchung zu einem Gespräch mit der jungen Dame unter vier Augen. Dabei wollte ich auch die näheren Umstände der Anfälle explorieren. Die Umstände erwiesen sich aber schon nach einem kurzen Gespräch als ausgesprochen schwierig: So lebte die Mutter nicht mit dem leiblichen Vater zusammen, sondern war seit langem mit einem anderen Mann verheiratet, zu dem die Patientin ein angespanntes Verhältnis hatte. Die Anfälle hatten meist in der Öffentlichkeit der Familie und Schule stattgefunden, und auch in der Schule gab es erhebliche Schwierigkeiten der Integration in den Klassenverband. So konnte ich der Patientin auf ihre Frage nach der Diagnose ziemlich klar entgegnen, dass ich die Anfälle nicht für epileptisch, sondern für „von ihr gemacht" hielt und dass ich den Grund dafür in ihrer unmittelbaren Umgebung sähe. Die Verblüffung war groß, als ich sie dann nach einer sexuellen Missbrauchssituation fragte und sie ohne Umschweife und unter Tränen die ganze Geschichte erzählte:

Sie war vor über 10 Jahren von ihrem jetzigen Stiefvater systematisch sexuell genötigt und missbraucht worden und hatte auch auf wiederholte Versuche hin bei ihrer Mutter kein Gehör dafür gefunden. Vielmehr war sie als kindliche Spinnerin hingestellt worden, was sie lange Zeit ertragen hatte. Jetzt war es zu verschiedenen unerklärlichen Streitsituationen in der Schule und der Familie gekommen, infolgedessen sich diese Zuckungen eingestellt hatten. Mit dem Aussprechen des wahren Sachverhaltes war nicht nur die klare Diagnose von pseudoepileptischen, psychogenen Anfällen gestellt, sondern gleichzeitig hatte sich auch ein prompter Therapieeffekt eingestellt, denn die Anfälle blieben von diesem Augenblick an aus.

❓ Aber wie sollte man diesen erfreulichen Effekt stabilisieren?

Dazu war zuerst ein Gespräch mit der Mutter nötig, welches sich schnell realisieren ließ. Es verlief zwar harmonisch, und die sichtlich überraschte Mutter akzeptierte formal unsere Diagnose, aber innerlich zeigte sie eine unverhohlene Distanz. Sie war weder gewillt, die, wie sie es nannte, „alten Geschichten" mit ihrem jetzigen Partner offenzulegen, noch sich der gemeinsamen Vergangenheit zu stellen, sondern vielmehr darauf aus, die ihrer Meinung nach geheilte Tochter schnell wieder nach Hause zu nehmen. Nur mit Mühe konnten wir sie überzeugen, dass die Tochter eine weiterführende Psychotherapie benötigte und dass sich diese nahtlos an die stationäre Behandlung anschließen müsste. Mit etwas Nachdruck vereinbarten wir einen Termin bei einer ausgewiesenen Kinder- und Jugendpsychiaterin, der ich den Fall persönlich am Telefon referierte. Ohnehin hatte es einige Mühe gekostet, einen psychotherapeutischen Spezialisten für diese schwierige Frage zu gewinnen. Wie so oft hatten sich die Kollegen dieser Zunft hinter Terminschwierigkeiten und vollen Anmeldungsbüchern verschanzt und nur der persönliche Kontakt mit einer bekannten Kollegin hatte zum Erfolg geführt. So entließen wir das junge Mädchen in der bangen Hoffnung, dass sich alles zum Guten wenden könnte. Doch damit hatten wir weit gefehlt: Ein Vierteljahr später erkannten wir in einem akut wegen zuckender Anfälle eingewiesenen, jetzt 17-jährigen Mädchen unsere Patientin wieder, die uns das gleiche Symptombild bot, welches nach Diagnostik und Intervention erneut ausblieb, aber eine Verfestigung dahingehend zeigte, dass sie bei jedweder ungewöhnlicher Stresssituation mit diesen „Anfällen" reagierte. Sie hatte zwar mit ihrer Mutter die Psychiaterin aufgesucht, aber dann aus fadenscheinigen Gründen die weiteren Konsultationstermine nicht mehr wahrgenommen. Auch war die anfängliche Offenheit, die wir im Kontakt mit der Patientin zunächst erlebt hatten, nicht mehr zu erreichen. Offenbar hatte sich die Familie mit ihrer Tendenz, die Ursachen der Attacken zu verschleiern, durchgesetzt.

Blieb letztlich noch die Frage einer juristischen Aufarbeitung des Falles. Dies schien uns trotz der Überzeugung, dass wir mit unserer Diagnose richtig lagen, doch zu schwierig zu sein, zumal der Fall zeitlich weit zurücklag und die familiäre Geschlossenheit im Vertuschen der von der Patienten geschilderten Vorfälle dominierte. Die Patientin wünschte sich, in ihrer Familie zu verbleiben und ließ kein Interesse an einer rechtlichen Verfolgung erkennen. Darüber hinaus lehnte die Mutter eine Intervention der Jugendhilfe ab. Da außerdem keine akute Gefährdung unserer Patientin erkennbar war, hielten wir eine Einschaltung der Jugendhilfe für nicht angeraten. Freilich blieb dieser Fall nicht zuletzt wegen der in den letzten Jahren im Mittelpunkt der Medien stehenden Missbrauchsskandale für viele Jahre gedanklich präsent und war zweifelsohne auch mit einem unsicherem Gefühl verbunden, in diesem Fall die richtige Entscheidung getroffen zu haben.

▪▪ Kommentar

Die Verdrängung seelischer Verletzungen kann in körperlichen Symptomen zum Ausdruck kommen, die auf eine definierte Erkrankung schließen lassen. Die Diagnosefindung führt dann in der Regel zu einer Reihe von Untersuchungen, die für die Bestätigung einer Diagnose relevant sein können. Kann diese nicht bestätigt werden, stellt sich die Frage, wie das weitere Vorgehen gestaltet werden soll. Es müssen Überlegungen angestellt werden, ob nicht andere Ursachen für die Symptome möglich sind und die Untersuchungen auf andere Fachgebiete erweitert werden sollten.

Im vorliegenden Fall wäre es möglich gewesen, die Patientin als Simulantin zu sehen und sie ohne weitere Untersuchungen zu entlassen. Als erfolgreiche Variante erwies sich die vertiefte Wiedererhebung der Krankengeschichte, die schließlich in Zusammenarbeit mit der Patientin zu einer richtigen Einschätzung der Symptome führte. Allerdings konnte diese Erkenntnis nicht positiv im Sinne der Patientin umgesetzt werden, da die Patientin die angebotene Therapie nicht wahrgenommen hat.

Da es sich es sich um einen länger zurückliegenden sexuellen Missbrauch eines minderjährigen Mädchens durch den Stiefvater gehandelt hatte, wäre es, wenn wir eine aktuelle Gefährdung vermutet hätten, zwingend gewesen, direkt die Polizei einzuschalten. Da dies unseres Erachtens nicht der Fall war, mussten wir eine Entscheidung treffen, ob dies für das Mädchen zu einer Verbesserung ihrer Situation geführt hätte. Hier standen wir also vor einem echten Dilemma, das mangels Entscheidungskriterien aus ärztlicher Sicht kaum aufzulösen war. Es wäre in solchen Fällen für Mediziner sicher wichtig, kompetente Ansprechpartner im Krankenhaus einzubeziehen, wie sie durch die jetzt meist installierten Ethikkomitees gegeben sind. So könnte man das weitere Vorgehen etwa aus juristischer, psychologischer, seelsorglicher oder sozialpädagogischer Perspektive nach einer Analyse von außen besser bewerten und eventuell weitere Schritte einleiten.

- **Fall 2: Die versäumte Verantwortung der Angehörigen oder das ungerechte Schiedsgerichtsverfahren**
- ■ **Fallschilderung**

In den späteren Jahren meiner neurologischen Tätigkeit begegnete ich immer wieder Angehörigen verschiedenster Couleur, die ich besonders bei Hilfsbedürftigen wie sehr alten und gebrechlichen, dementen oder behinderten Patienten und Jugendlichen in die Behandlung einzubeziehen versuchte. So war es auch im Fall eines etwa 20-jährigen, schwer körperlich und geistig Behinderten, der die ganze Zeit seines Lebens von seinen nun alt gewordenen Eltern zu Hause versorgt worden war. Er war eingewiesen worden, weil er über Schmerzen im Nacken und den Armen vorwiegend rechtsseitig geklagt hatte und diese Beschwerden vom behandelnden Orthopäden nicht zu beherrschen gewesen waren. Die Untersuchung zeigte einen hochgradig spastischen Patienten, der sich zur genauen Lokalisation und Dynamik der Schmerzen nicht gut äußern konnte. Die Exploration der sehr alten Eltern war ebenfalls nicht sehr ergiebig. Vielmehr betonten sie die große Belastung, die sie durch die Pflege des Sohnes zu tragen hatten und übten auf uns einen gewissen Druck aus, die Behandlung doch schnellstmöglich und erfolgreich durchzuführen. Auch seitens der Schwesternschaft wurde uns Ärzten über eine gewisse Forderungshaltung der Eltern berichtet, was natürlich das Stationsklima und die Meinung der Mitpatienten beeinflusste. Es handelte sich also zusammenfassend um relativ unbequeme Leute. Eine schnelle Entlassung des behinderten Patienten würde gewiss dem Stationsfrieden dienen. Vermutlich wurde die Befragung der beiden Angehörigen von uns nicht mit der notwendigen Exaktheit – überlagert durch die latente Ablehnung des Patienten und seiner Eltern – durchgeführt, sodass wir das Schmerzsyndrom als überwiegend durch die Spastik verursacht ansahen. Da ich über eine reiche Erfahrung mit der Behandlung durch Botulinumtoxin (BTX) verfügte und die Beschwerden auf der spastischen rechten Seite dominierten, entschlossen wir uns zu einer Lokalbehandlung mit BTX in Form von gezielten Injektionen. Nachdem ich die Prozedur bei dem ebenfalls schwer zu steuernden Patienten durchgeführt hatte, entließen wir ihn nach kurzer Beobachtung. Da wir bei dem nur bedingt kooperativen Patienten keine weitere apparative Diagnostik unternommen hatten, wollte ich den Erfolg meiner Maßnahme selbst überprüfen und ließ den Eltern einen Termin in meiner BTX-Ambulanz übermitteln, der etwa zwei Wochen später lag. Als sie dann nicht erschienen, machte ich mit keinerlei Gedanken und glaubte, alles sei in bester Ordnung, bis ich ein halbes Jahr später eine Vorladung zum Gerichtstermin erhielt. Was war passiert? Die Eltern hatten sich bei Ausbleiben einer positiven Wirkung der Injektion und weiter bestehenden Schmerzen an einen anderen Arzt gewandt, der eine Magnetresonanztomographie veranlasst hatte, bei der man einen operationsbedürftigen Bandscheibenvorfall in der Halswirbelsäule als Ursache der Schmerzen festgestellt hatte. Nun klagten sie gegen uns, natürlich gegen mich als Verantwortlichen und gegen den einweisenden Orthopäden, wegen einer unterlassenen Diagnostik und damit verzögerten Therapiebeginns. Ein neurologischer Gutachter hatte dabei haarklein dargelegt, dass man von vornherein den Verdacht eines Bandscheibenvorfalls hätte verfolgen müssen und dass eine zunehmende Spastik in keinem Fall eine ausreichende Erklärung für ein solches Schmerzsyndrom hätte sein können. Wir hätten unsere Sorgfaltspflicht verletzt und seien so verantwortlich für den Schaden und die weiterbestehenden Schmerzen. Mit keinem Wort wurde die Verpflichtung des Patienten, und in diesem Fall seiner Angehörigen, erwähnt, die vereinbarte zeitnahe ärztliche Kontrolle wahrzunehmen. Auch in dem weiteren Gerichtsverfahren spielten diese Einwände vor dem Gericht keine Rolle und so mussten wir ein entsprechendes Schmerzensgeld in einer außergerichtlichen Einigung akzeptieren. Was war nun falsch gelaufen? Ganz sicher hatte es unsererseits keine vorurteilfreie Herangehensweise an der Fall gegeben. Wir hatten versäumt, uns auf die hyperprotektive und fordernde Umgangsweise der Eltern des behinderten Patienten einzustellen. Ich selbst hatte es lediglich bei einem kurzen und kühlen Routinekontakt bewenden lassen und aus Bequemlichkeit, induziert durch die medizinische Mannschaft, einer forcierten Entlassung der unbequemen Leute zugestimmt.

? Aber gibt es nicht auch eine angemessene Verantwortlichkeit der Betroffenen? Liegt hier nicht auch eine patientenseitige Bringschuld vor?

Die Frage ist mir bis heute nicht beantwortet worden und scheint in der modernen Diskussion zu den sog. Patientenrechten keine Rolle zu spielen.

■■ Kommentar
Zwei Faktoren erschweren in dem beschriebenen Beispiel eine angemessene Diagnose und Therapie: Einerseits ein aufgrund seiner Behinderung kaum kooperationsfähiger Patient und andererseits seine Eltern, die aufgrund ihres Alters und durch die jahrelange Pflege des Sohnes stark belastet sind. Dies führt hier zu einer für das behandelnde Team schwierigen Situation, weil eine rasche und „einfache" Lösung seitens der Eltern eingefordert wird. Hinzu kommt die, gelinde gesagt, unfreundlich erscheinende Art der Eltern, die eine Zusammenarbeit erschwert. Es entsteht der Wunsch, sich dieser Situation dadurch zu entziehen, dass man die Behandlungszeit nach Möglichkeit abkürzt.

Die Eltern behinderter Personen fühlen sich häufig lebenslang, auch wenn dies jeder rationalen Grundlage entbehrt, für die Situation ihres Kindes verantwortlich. Sie werden tagtäglich mit dessen eingeschränkten Möglichkeiten konfrontiert und nehmen bewusst oder unbewusst eine mehr oder weniger starke „Schuld" auf sich. Dies führt dann zu einer erhöhten Bereitschaft, die Schuldgefühle durch einen erhöhten Einsatz in der Versorgung und Pflege kompensieren zu wollen. Es wird auf allen Ebenen Verantwortung in einem Maße übernommen, das an den Kräften zehrt und den objektiven Blick auf Zusammenhänge erschweren kann. Die Folge ist eine häufig über Jahre gewachsene Belastung, der zu entkommen für viele ohne psychologische Begleitung nur schwer möglich ist. Vielfach wird diese Last dann in bestimmten Situationen externalisiert bzw. delegiert, indem man sie auf andere, in diesem Falle das behandelnde ärztliche Team, überträgt. Die Ärzte werden dann gewissermaßen in das protektive System der Eltern eingebunden. Die häufig auftretende Unduldsamkeit und die daraus resultierenden hohen Ansprüche an die Ärzte erschweren eine Kooperation oft erheblich.

Ist man sich dieser Dynamik bewusst, fällt es vielleicht leichter, mit der extremen Unduldsamkeit der Eltern umzugehen, wenn man die mögliche „Unfreundlichkeit" eher deren persönlicher Situation als der Unzufriedenheit mit der Behandlung zuschreiben kann. Gleichwohl gibt es natürlich Grenzen, die einzuhalten auch in der Verpflichtung der Angehörigen liegt und auf die im Zweifelsfall auch hingewiesen werden muss. Ob bei der Berücksichtigung des Faktors „besonders belastete Angehörige" die in diesem beschriebenen Fall entstandene Folgeproblematik durch Abgrenzung einerseits und besondere Vorsicht andererseits zu verhindern gewesen wäre, ist schwer zu entscheiden. Die Schwierigkeit besteht dabei vor allem darin, dass im Konfliktfall die Resultate medizinischer Entscheidungen häufig isoliert betrachtet werden und das Procedere der Behandlung selbst in den Einzelheiten nicht mehr nachvollziehbar ist. In diesem Fall waren die Angehörigen nicht mit dem Patienten zur Nachuntersuchung erschienen, sodass die fehlende Information über den Verlauf der begonnenen Therapie mit Sicherheit ein wesentlicher Faktor für den negativen Verlauf der Behandlung bzw. der Fehldiagnose war. Allerdings wäre für einen Nachweis des Behandlungsverlaufs und damit der Mitverantwortung des Patienten bzw. der Angehörigen letztlich eine rechtsfähige Dokumentation der Behandlung erforderlich. Da dies jedoch fast zwangsläufig zu einer verstärkten Bürokratisierung führen würde, könnte man über den Sinn derartiger Maßnahmen sicher trefflich streiten.

> Es ist generell wünschenswert und notwendig, dass die Rechtsprechung hinsichtlich der Patientenrechte verstärkt auch deren Mitwirkungspflichten in den Fokus nimmt.

- **Fall 3: Die überflüssige Lumbalpunktion oder die überzogene Macht der Angehörigen**
- **Fallschilderung**

Lumbalpunktionen sind in der Neurologie alltägliche Routinehandlungen, deren Indikationsstellung und Durchführung jeder Arzt nach kurzer Zeit beherrschen muss. Wie bei jedem Eingriff gilt auch hier der sog. Facharztstandard, d. h. die berechtigte Indikation für die Punktion muss durch einen Facharzt für Neurologie bestätigt und die Durchführung durch seine generelle Anwesenheit im Dienst oder im weitesten Sinne durch seine Anwesenheit im Bereitschaftsdienst überwacht werden. Der Arzt punktiert dabei mit einer speziellen Kanüle den Spinalkanal, um Hirnwasser für die Laboruntersuchung zu gewinnen. Dies wird dann auf etwaige Blutbestandteile, Erreger, Entzündungszellen sowie Antikörper auf verschiedene Erreger und Reaktionen der Eiweißkörper hin untersucht. Auch gibt es bestimmte Eiweiße, die den Verdacht auf eine Alzheimer-Demenz oder multiple Sklerose stützen können. Insofern gehören Fragen der Indikation einer Lumbalpunktion normalerweise zum Kenntnisstand von Anfängern in der Neurologie. Lediglich die Interpretation der Befunde erfordert differenziertere Erfahrungen und führt häufig zu Diskussionen. Das bedeutet auch, dass man solche Untersuchungen nur in Ausnahmefällen im Gedächtnis behält. Anders im vorliegenden Fall, der uns mit seinen Folgen einige Jahre beschäftigt hat und mir deshalb bis heute in Erinnerung blieb:

Wir hatten eines Tages eine über 80-jährige alte Dame zur Diagnostik bekommen, bei der es nach Meinung des einweisenden Arztes zu zunehmenden Gedächtnisstörungen und einigen Verhaltensauffälligkeiten gekommen war, die er, wie es im Ärztejargon heißt, abgeklärt haben wollte. Die alte Frau lebte allein und war in der Selbstversorgung gefährdet, was der Untersuchung eine gewisse Dringlichkeit verlieh. Die Patientenaufnahme durch den Assistenzarzt verlief reibungslos und erbrachte Symptome eines geistigen Altersabbaus, ohne dass dafür ein prägender Grund vorlag. Routinemäßig sprachen wir die weitere hirnorganische Diagnostik ab, zu der auch die Lumbalpunktion gehörte, und verloren dann den nicht sonderlich prägnanten Fall aus den Augen, bis uns nach einer Woche ein Befund aus dem Labor erreichte, bei dem eine fragliche Antikörperkonstellation auf das Vorliegen einer Herpes-simplex-Enzephalitis hinzudeuten schien. Sogar eine Kontrolle des Liquors durch erneute Punktion war uns empfohlen worden. Ergänzend zur Fallkonstellation muss ich erwähnen, dass wir zwei Wochen vorher eine solche seltene, aber sehr gefährliche Hirnentzündung bei einem anderen Patienten diagnostiziert und erfolgreich behandelt hatten. Wie immer in diesen schweren Fällen ist eine schnelle Diagnose und richtige Therapie mit einem speziellen

Antivirusmittel lebensrettend. Die Kollegen waren also auf diese wichtige Krankheit zentriert und sofort hoch motiviert, auch diesmal rettend einzugreifen. In der Arztbesprechung des Tages sah ich mich einer diagnostisch entschlossenen Mehrheit gegenüber, die eine Wiederholung der Lumbalpunktion forderte. Meine Einwände, dass das klinische Bild keineswegs dem einer Herpes-simplex-Enzephalitis entsprach, wurde mit dem Hinweis auf den Laborbefund weggewischt. Auch meine etwas ironische Bemerkung, wie viele dieser Enzephalitiden sie wohl behandelt hätten, nützte nichts, sodass ich nolens volens zustimmte. Da man sich zur Diagnostik entschlossen hatte, war diese auch unverzüglich durchzuführen, zumal die therapeutischen Konsequenzen keinen Aufschub duldeten. Das Ergebnis war, wie ich es erwartet hatte, unauffällig, und der Fall wurde diagnostisch zu den Akten gelegt. Seitens der Patientin hatte es keine Widerstände gegeben, und auch nach der Untersuchung äußerte die deutlich kognitiv eingeschränkte Frau keine Wünsche. So war lediglich die soziale Situation vor der Entlassung zu klären.

Umso mehr waren wir überrascht, als uns zwei Tage später eine heftige Beschwerde der Tochter erreichte, die uns vorwarf, eine überflüssige und schmerzhafte Untersuchung ohne Absprache mit ihr wiederholt zu haben. Erst jetzt wurde mir deutlich, dass die Tochter in gewisser Weise Recht hatte, denn sie war als Betreuerin für den gesundheitlichen Bereich eingesetzt und wir hatten sie offensichtlich nicht zeitgerecht von unseren Eingriffen informiert bzw. ihre Zustimmung erbeten. So war sie wohl auch über die erste Punktion erst retrospektiv informiert worden und hatte von der zweiten Untersuchung nebenbei erfahren. Die Begründungen des Kollegen über die Dringlichkeit des zweiten Eingriffs ließ sie nicht gelten, sodass ein weiteres Gespräch mit mir vereinbart wurde. Inzwischen war mir durch die Beschreibungen des gesamten Personals deutlich geworden, dass es sich bei der Tochter um eine gewiss nicht einfach zu handhabende Persönlichkeit handelte, die sich offenbar bis zum jetzigen Zeitpunkt nicht sonderlich um ihre Mutter gekümmert hatte. Ich fand mich also zu einem schnellen Termin bereit, in der Hoffnung auf den in vielen Fällen erfolgreichen Chefarztbonus, der vor allem bei demonstrativen und durchsetzungsfähigen Personen gut wirkte. Ich hatte dabei eine Technik entwickelt, den Gesprächspartner möglichst agieren zu lassen und weitestgehend konziliant aufzutreten. Sie kam gemeinsam mit ihrem Mann, der aber lediglich eine Statistenrolle spielte, und überhäufte mich mit den teilweise berechtigten Vorwürfen. Mir kam lediglich die Rolle des reuigen Chefarztes zu, der zwar die Berechtigung der medizinischen Maßnahmen verteidigen musste, sich aber ansonsten in der Defensive befand. Wir gingen meiner Meinung nach in relativem Einvernehmen auseinander, und ich klopfte mir selbst unmerklich auf die Schulter, weil ich glaubte, wieder einmal die Kohlen aus dem Feuer geholt zu haben. Weit gefehlt hatte ich in meiner Annahme. Einen Monat später traf eine Vorladung des Staatsanwaltes ein, die jeden von uns Beteiligten bzw. Beschuldigten zu einer Anhörung bzw. Vernehmung einlud. Dabei richtete sich die Beschuldigung vor allem gegen die beiden punktierenden Ärzte, die aber lediglich ausführende Organe einer kollektiven Entscheidung unter meiner Verantwortung gewesen waren und nun der Körperverletzung beschuldigt wurden. Das sich über insgesamt zwei Jahre hinziehende Verfahren endete in einem für uns sehr unbefriedigenden Vergleich, bei dem wir zur Zahlung von 4000 Euro Schmerzensgeld verpflichtet wurden. Unser Einwand, dass die Zweituntersuchung aus therapeutischen Gründen nicht aufzuschieben war, fand keinerlei Gehör. Die fehlende Informationsweitergabe an die Betreuerin wurde uns zur Last gelegt. Selbstverständlich hatten wir schon vorher den Fall abteilungsintern umfassend aufgearbeitet und waren uns klar geworden, dass wir einerseits Opfer unserer eigenen durch vorausgegangene Fälle induzierten Überdiagnostik geworden waren und andererseits die rechtzeitige Einbeziehung der in diesem Beispiel schwierigen Angehörigen versäumt hatten.

▪▪ Kommentar

Es wird hier deutlich, welche Bedeutung die Einbindung der Angehörigen insbesondere in Einzelfällen besitzt, bei denen die Teilnahme der Angehörigen an der Behandlung des Patienten nicht von Anfang an deutlich ist und sich erst im Verlauf durch deren kritische Äußerungen zeigt. Da Angehörige die Patienten oft sehr gut kennen, können sie in Einzelfällen gute Hinweise für eine therapeutische Entscheidung geben. Vor allem dann, wenn Angehörige eine besondere Verantwortung übernehmen oder gar als gesetzliche Betreuer fungieren, ist es auch aus juristischen Gründen anzuraten, sie von Beginn an einzubeziehen, da der Konsens zwischen Arzt und Patient durch Interventionen von Angehörigen aufgekündigt werden kann. Schnell entsteht im medizinischen Prozess aus der anfänglichen Zweierbeziehung zwischen Arzt und Patient eine unübersichtliche Dreierbeziehung. Diese ist dann besonders schwierig zu moderieren, wenn auf der Seite der Angehörigen verschiedene zerstrittene Parteien agieren. In besonderen Fällen können Angehörige dann, wenn der Verlauf der Behandlung eines Patienten negativ verläuft, auch die Rolle des „Rächers" übernehmen, der den durch eine scheinbare oder tatsächliche Fehlhandlung von Medizinern entstandenen Schaden gesühnt haben will. Auch unter diesem Aspekt ist zumindest eine sinnvolle und zeitgerechte Information von Angehörigen über den Verlauf der Behandlung geboten. Meist genügt dazu schon ein informativer Kurzkontakt.

Der Chefarzt in diesem Fallbeispiel befindet sich im Verlauf der Behandlung fachlich in einem ad hoc kaum auflösbaren Dilemma. Konfrontiert mit Laborbefunden und der unisono von den Kollegen daraus abgeleiteten Notwendigkeit einer zweiten Lumbalpunktion war es ihm kaum möglich, einzig aus der aus langjähriger Erfahrung resultierenden Vermutung, dass es sich **wahrscheinlich** nicht um die Wiederholung einer nur selten auftretenden Herpes-simplex-Enzephalitis handelt, eine zweite Lumbalpunktion zu verhindern. In diesem Beispiel wird ein grundsätzliches Problem der medizinischen Praxis erkennbar, die sich zwischen naturwissenschaftlicher Genauigkeit und Empirie, Laborbefunden und auf Erfahrung basierender Empirie bewegt.

Die strikt naturwissenschaftlich ausgerichtete Methodik im Medizinstudium impliziert eine genaue Orientierung an Befunden, die auf der Grundlage von Laboruntersuchungen gewonnen wurden. Auf der Grundlage dieser Befunde ist das ärztliche Agieren im sicheren Fahrwasser möglich, Handlungsschritte können entsprechend exakt abgeleitet werden. Wenngleich dies grundsätzlich richtig ist, können an der Schnittstelle zwischen wissenschaftlicher Grundlage und praktischer Umsetzung gleichwohl Probleme entstehen. Die naturwissenschaftliche Systematik ist in sich plausibel und auf der Ebene der Laborbefunde zumindest dann zweifelsfrei gültig, wenn nicht aufgrund von Messfehlern eine Verzerrung des Ergebnisses vorliegt. Zudem ist das Ergebnis einer Laboruntersuchung immer nur auf einer immanenten systemischen Ebene zweifelsfrei gültig. Kurz gesagt: Es wird nur das gemessen, was als Input in das System gelangt. War auch die Fragestellung richtig und wurden die richtigen Untersuchungen angestellt, so bleibt schließlich die Ebene der Interpretation der Ergebnisse. An diesem Punkt wird methodisch betrachtet die strikt naturwissenschaftliche Ebene verlassen. Die Interpretation eines Ergebnisses kann zwar auf der Grundlage von Handbüchern und Fallbeispielen durchgeführt und entsprechend empirisch abgesichert werden, doch ist sie letztlich von einer derartigen Vielzahl von Parametern abhängig, dass ein weiterer Faktor ins Spiel kommt, der nach Ausschöpfung aller objektivierbaren Erkenntnisse häufig entscheidend ist: die ärztliche Erfahrung und die aus dieser abgeleitete **Intuition**. Die Intuition des Chefarztes war in diesem Beispiel der am Laborbefund orientierten korrekten Ableitung weiterer Handlungsschritte der Kollegen überlegen. Allerdings war es dem verantwortungsbewussten Chefarzt auch nicht möglich, sich einem objektiven Befund und der daraus korrekt abgeleiteten Handlungsschritte zu widersetzen. Entscheidend bleibt in diesem Kontext, sich der Relativität der Interpretation von Befunden bewusst zu sein. Letztlich wird stets die Abwägung aller erkennbaren Faktoren auf der Grundlage „objektiver" Befunde vor dem Hintergrund der „subjektiven" Erfahrung zu einem Ergebnis führen, das dem Interesse des Patienten am besten gerecht wird.

- **Fall 4: Der Alterssuizid oder der rettende Neffe**
- ■ **Fallschilderung**

In der Anfangszeit meiner Arztkarriere hatte ich mich bedingt durch die Ausbildung zum Psychiater und Neurologen vorrangig um psychiatrische Patienten und deren Probleme zu kümmern und war neben der Stationstätigkeit zusätzlich in der Suizidberatung engagiert, nicht zuletzt weil ich eine Promotionsarbeit zu einem solchen Thema verfassen wollte. Diese Arbeit, die mich fast fünf Jahre begleitete, bestand darin, Patienten möglichst gleich nach einem erfolgten Suizidversuch zu untersuchen und zu explorieren, was sie zu diesem Schritt veranlasst hatte, um dann zu prüfen, ob eine damals noch fast obligatorische stationäre Behandlung in der Psychiatrie zu vermeiden war. Gleichzeitig beinhaltete diese Aufgabe natürlich die notwendige psychische Weiterbetreuung des Patienten. Aufgrund der vielfältigen Erfahrungen mit diesen Patienten hatte sich bei mir die Überzeugung durchgesetzt, dass das Verhalten der Mehrheit der Betroffenen appellative Züge trug, d. h. dass der Suizidversuch durch einen Hilferuf an die Umwelt bzw. meist an bestimmte Personen gekennzeichnet war. Natürlich war mir in der Klassifikation der sehr seltene sog. Bilanzsuizid bekannt, bei dem die meist älteren Patienten mit ihrem ganzen Leben abgeschlossen hatten und unbedingt in den Tod gehen wollten.

Vor diesem Hintergrund wird mir wohl immer der Fall einer 93-jährigen Dame in Erinnerung bleiben, bei der alle Kriterien für einen solchen bilanzierten Suizidversuch vorlagen und der dann doch eine sensationelle Wendung nahm. Die sehr gut aussehende alte Frau lebte seit Jahren völlig vereinsamt in der Stadt und hatte, wie sie bekannte, in finaler Absicht zu sterben, Schlaftabletten über längere Zeit gesammelt und diese in annehmbar tödlicher Dosis mit Alkohol eingenommen. Um genügend Tabletten sammeln zu können, hatte sie bei ihrem Arzt über Schlafstörungen geklagt. Sie war durch Zufall gefunden und zur Entgiftung auf unsere Intensivstation aufgenommen worden. In Anbetracht meiner psychiatrischen Erfahrungen hatte ich die Aufgabe übernommen, diesen Fall zu beurteilen und gegebenenfalls die Verlegung in die Psychiatrie zu organisieren. Das Erste, was sie mir nach dem Erwachen bestätigte, war ihre uneingeschränkte Todesabsicht. Ich war sichtlich beeindruckt, verschob aber die Entscheidung über die Verlegung auf den Nachmittag, um Klarheit über ihre depressiv geprägten Tendenzen zu bekommen. Beim nächsten Kontakt erkannte sie mich sofort und berichtete ausführlich und klar über ihr Leben, um unmittelbar daran anschließend unmissverständlich zu fordern: „Und nun geben Sie mir bitte eine Spritze, damit ich sterben kann!". Ich war ratlos und sehr gespalten, da dies nicht nur eine Bekräftigung ihres Lebensüberdrusses, sondern auch eine wiederholte Aufforderung war, ihr beim Aus-dem-Leben-Scheiden zu helfen.

? Wie sollte ich reagieren?

Die aktuelle Diskussion um die sog. Euthanasie schoss mir durch den Kopf, bei der sich sogar, unabhängig von der professionalen Sterbehilfe, einzelne Ärzte in einer Weise positioniert hatten, die alle Möglichkeiten eines ärztlich unterstützten Suizids einschloss. Für mein Verständnis des hippokratischen Eids war eine solche Unterstützung vollkommen ausgeschlossen. Aber mir war auch klar, dass ich nun verpflichtet wäre, sie in die Psychiatrie zu schicken. Auf diesen Vorschlag reagierte sie mit heftigster Ablehnung.

❓ Wie konnte ich den Wunsch der nach meinem Eindruck vollkommen geschäftsfähigen Patientin respektieren?

Zur Einweisung ins psychiatrische Krankenhaus würde ich Gewalt anwenden oder gegen ihren Willen eine Betreuung einleiten müssen, die aber nach meinem Dafürhalten nicht berechtigt war. Es blieb nichts anderes übrig, als auf Zeit zu spielen. Aber das war auf der Intensivstation nicht möglich, die auf eine Verlegung der Patientin drängte. So entschloss ich mich schweren Herzens, die Suizidabsicht zu unterschlagen und sie auf unserer neurologischen Station unterzubringen. Dort blieben ihre wahren Tendenzen aber nicht unbemerkt, und ich sah mich schweren Vorwürfen ausgesetzt. Mit Mühe konnte ich ein Verbleiben für den nächsten Tag erwirken. Als ich mit schlechtem Gewissen, das Schlimmste erwartend, am nächsten Mittag in den Dienst kam, fand ich eine völlig veränderte Situation vor. Von den Ärzten, über die Schwestern, bis zum Servicepersonal waren alle rührend um die vorher abgelehnte Patientin bemüht und strahlten vor Optimismus. Was war geschehen? Auf irgendeinem Wege, wahrscheinlich in der Morgenbesprechung, an der auch meist unsere Sozialarbeiterin teilnahm, hatte diese von dem desolaten Fall erfahren, sich an die Patientin herangewagt und in kurzer Zeit einen in einer weit entfernten Stadt wohnenden Neffen ausfindig gemacht, der nach kurzem Bedenken und mit freudiger Zustimmung seiner Tante diese in einem Altersheim seiner Stadt unterbringen wollte. Die Nachexploration der Patientin erbrachte weder depressive Neigungen noch Selbstmordabsichten, sondern eine dem Leben zugewandte Frau, die zu meinem Erstaunen feststellte, dass sie nun dabei bleiben würde, eines natürlichen Todes sterben zu wollen. Und noch eine Überraschung hatte sie für mich parat: Sie bestritt vehement, von mir eine Todesspritze gefordert zu haben. Dies sei ja, wenn ich auf dieser Tatsache bestünde, bestenfalls ihrer seelischen Umnachtung geschuldet. So sprach sie und ließ mich nachdenklich und dankbar darüber, dass ich ein gut funktionierendes medizinisches Team hinter mir hatte, zurück.

■■ **Kommentar**

Insbesondere bei älteren und alleinstehenden Menschen kann sich aufgrund einer Vereinsamung leicht die Vorstellung entwickeln, „nutzlos" zu sein oder vom Leben nichts mehr erwarten zu können. Die Reaktion auf diese Erkenntnis kann ein direkter Suizidversuch oder auch der indirekt wirkende Unwille sein, am Leben weiterhin teilnehmen zu wollen. Aus der daraus resultierenden Antriebslosigkeit, der Verweigerung oder Vernachlässigung der Nahrungsaufnahme bzw. der Pflege und der eigenen Gesundheit kann sich eine akute gesundheitliche Gefährdung ergeben. Ein Ausweg aus der Situation erscheint dann auch ohne Vorliegen einer offensichtlichen Erkrankung kaum möglich. Es droht die Gefahr einer lebensbedrohlichen Eskalation, ohne dass eine klare medizinische Indikation vorliegt.

Die Lösung der scheinbar ausweglosen Situation konnte in diesem Beispiel durch eine Reihe „richtiger" Entscheidungen herbeigeführt werden. Ausgangspunkt war der Entschluss, die ältere Dame vorerst nicht in die Psychiatrie zu überweisen, sondern Zeit zu gewinnen, um ein deutlicheres Bild zu gewinnen. Diese Entscheidung war nicht einfach zu treffen, da die Indikation für eine Überweisung der Patientin prinzipiell vorlag. Schließlich war es das funktionierende medizinische Team, das eine positive Entwicklung herbeigeführt hat, indem sich die Sozialarbeiterin frühzeitig und unbürokratisch einschaltete und einen für die Dame wichtigen Angehörigen ausfindig machte. Zwar steht nicht immer der Lieblingsneffe zur Verfügung, der sich dann bereit erklärt, die Patientin in seiner Nähe in einem Altersheim unterzubringen. Das Beispiel zeigt jedoch deutlich, dass sozialpsychologische Aspekte in der Medizin häufig eine wichtige Rolle spielen und die medizinischen Indikationen in einen der Realität entsprechenden

Kontext stellen. In diesem Fall konnte eine richtig gestellte medizinische Diagnose, die eine Überweisung in die Psychiatrie nahelegte, durch die Berücksichtigung sozialpsychologischer Faktoren revidiert werden.

> **Interdisziplinär aufgestellten Teams gelingt es generell leichter, die Interdependenz von psychologischen, sozialtherapeutischen und medizinischen Einflüssen systematisch zu erfassen und für die medizinische Therapie nutzbar zu machen. Emotionale Bindungen von Patienten zu Angehörigen entfalten starke positive Kräfte und können eine medizinische Behandlung in hohem Maße unterstützen.**

- **Fall 5: Der hirntote Patient oder die versagte Transplantation**
-- **Fallschilderung**

Der Umgang mit dem nach medizinischer Nomenklatur exakt definierten Hirntodsyndrom hat für jeden Mediziner viele Facetten, die zu einer Reihe von Konflikten auf verschiedenen Ebenen führen können. Gerade in der Intensivmedizin gehört der Umgang mit dem Hirntod fast zum Alltag, da die modernen Methoden in der Medizin Zustände ermöglichen, bei denen unter künstlicher Erhaltung von Atem- und Kreislauffunktion ein Zustand von erloschener Hirnfunktion vorliegt, der durch verschiedene Ursachen, vorrangig zerebraler Genese, hervorgerufen wird. Die sich rasch entwickelnde Transplantationsmedizin hat es ermöglicht, bestimmte, noch gut funktionierende Organe von hirntoten Patienten zu entnehmen und sie anderen, auf diese lebensnotwendige Spende angewiesenen Menschen einzusetzen. So entsteht fast unmerklich ein auch durch die Medien transportierter Druck, möglichst früh und natürlich absolut sicher, die Diagnose Hirntod, die ja dem individuellen Tod des Menschen gleichzusetzen ist, zu stellen, um damit eine lebensrettende Hilfeleistung für einen anderen zu schaffen. Rechtliche Voraussetzung dafür ist natürlich eine früher formulierte Zustimmung des Hirntoten, die aber nur in seltenen Fällen vorliegt, sodass an dieser Stelle die Angehörigen oder Betreuer des Patienten in den Mittelpunkt der Entscheidung rücken. Sie sind aufgerufen, eine Zustimmung entsprechend des mutmaßlichen Willens des Hirntoten zu geben, eine Aufgabe, mit der sie naturgemäß überfordert sein müssen.

So bleibt ein solches Ereignis allen an diesem Verfahren Beteiligten in Erinnerung und auch für Ärzte stellt es eine besondere Herausforderung dar. Mir ging es vor allem dann so, wenn es im Ablauf Probleme gegeben hatte und wir die Aufgabe nicht meistern konnten. So war es im Fall eines 33-Jährigen, der als schwer Verunfallter in unsere Klinik kam und dessen Kopfverletzungen sich als so schwerwiegend herausgestellt hatten, dass alle Bemühungen von Intensivmedizinern, Chirurgen und Neurochirurgen erfolglos gewesen waren. Im Verlauf des stationären Aufenthaltes war ich als neurologischer Konsiliarius frühzeitig in die Diagnostik einbezogen worden und hatte die vergeblichen ärztlichen Anstrengungen verfolgt, den Patienten zu retten, als ich nach fünf Tagen vor die Frage gestellt wurde, ob ich den Hirntod diagnostizieren könnte. Bei der klinischen Untersuchung bot sich mir ein typisches Bild von nicht reaktivem Koma, fehlenden Hirnstammreflexen und ausgefallener Atmung, sodass ich zur Verkürzung der vorgeschriebenen und einzuhaltenden Schwebezeit die Ableitung eines Elektroenzephalogramms anordnete, was in angemessener Zeit erfolgte und keinerlei Hirnaktivität zeigte. Damit waren alle Weichen für eine eindeutige Diagnose und die folgenden Organentnahmen zur Transplantation gestellt. Nur als Konsiliararzt fungierend, hatte ich mich aber in keiner Weise um die soziale Situation des Hirntoten gekümmert und lediglich erfahren, dass bei den häufigen Besuchen der Ehefrau diese angedeutet hatte, einer Organentnahme zustimmen zu wollen. Erst jetzt erfuhr ich, dass das Ehepaar seit kurzem geschieden war und diese Zustimmung somit hinfällig sein dürfte. Mithilfe der Sozialarbeiter begann eine fieberhafte Suche nach den Eltern als nächsten Angehörigen, deren unmittelbares Erscheinen auf der Station angekündigt wurde. Inzwischen waren auch Vertreter der Transplantationsmedizin erschienen, die von der Zustimmung zur Transplantation ausgegangen waren, weil ihnen, wie sie uns später glaubhaft versicherten, das Einverständnis der Ehefrau vorlag. Etwas ungehalten teilten sie uns mit, dass ein etwaiger Empfänger bereitstünde und Eile geboten sei. Trotz unseres Hinweises auf das baldige Eintreffen der Eltern war eine Atmosphäre hochgradiger Spannung entstanden, der ich mich elegant zu entziehen versuchte, indem ich wichtige Arbeiten vorgab. Es dauerte jedoch keine Stunde, bis das Telefon erneut schrillte und ich in vorwurfsvollem Ton von dem Chefarzt der Intensivstation gebeten wurde, als verantwortlicher Neurologe die verworrene Angelegenheit zu klären. Was war geschehen? Die Eltern hatten mit dem Verweis auf ihre späte Einbeziehung das Einverständnis verweigert und eine Eskalation der Situation hervorgerufen. Wie sich jetzt herausstellte, waren die Familienverhältnisse im Verlauf des Scheidungsprozesses vollständig zerrüttet und die Familienmitglieder dermaßen verfeindet, dass schon aufgrund der proklamierten Zustimmung der ehemaligen Schwiegertochter eine Ablehnungshaltung der Eltern zu erkennen war. Nun sollte mir die Rolle zufallen, sie umzustimmen, um gegenüber dem Transplantationsteam das Gesicht zu wahren. Als Neurologe wäre ich doch mit solchen Gesprächstechniken vertraut und sicher erfolgreicher als die Kollegen der Intensivstation, sagte man mir. Also blieb mir keine andere Wahl, als zuzustimmen und alle Vorbehalte gegenüber den Kollegen zu unterdrücken. Ich stellte mich den Eltern und fand sie nach anfänglichen heftigen Vorwürfen gegen die Schwiegertochter, unser Krankenhaus und die wartenden Transplanteure vollkommen überfordert, ihre Entscheidung zu revidieren. Auch konnte ich sie nicht überzeugen, dass es ja nicht um ihre eigene Entscheidung, sondern um den mutmaßlichen Willen ihres hirntoten Sohnes ginge. Sie waren darüber hinaus durch die plötzliche Gegenüberstellung mit ihrem todgeweihten Kind in einer Weise befangen, dass ich mich auch nicht traute, sie zu drängen. Das Gespräch verlief insofern ergebnislos, und ich hatte in den Augen der Abteilung und der Transplantationschirurgen versagt. Am nächsten Tag traf ich zufällig die Eltern des hirntoten Patienten, als sie die letzten Dinge ihres Sohnes regeln wollten. Dabei bestätigten sie mir, dass es wohl eher im Sinne ihres Sohnes gewesen wäre, die Organe für einen anderen Menschen zu entnehmen, aber dass sie in dieser angespannten Lage zu keinerlei Entscheidung fähig gewesen seien. Diese Mitteilung habe ich dann bei einer Nachbesprechung des Falles verschwiegen. War es aus Resignation vor der erneut zu erwartenden Diskussion über die verschiedenen Kompetenzen oder aus Furcht vor einem grundsätzlichen Konflikt mit der Intensivabteilung? Ich weiß es nicht.

■■ **Kommentar**

Angehörige plötzlich schwer erkrankter oder durch einen Unfall schwer verletzter Personen stehen unter einem besonderen Druck. Sie werden unvermittelt in eine Rolle versetzt, mit der sie nicht gerechnet hatten und auf die sie sich auch nicht vorbereiten konnten. Es werden dann Entscheidungen erwartet, die sie u. U. überfordern. Angehörige sehen sich dann oft nicht in der Lage, entsprechend auf eine schwierige Situation reagieren zu können. Wie in diesem Fall ergeben sich gelegentlich weitere Komplikationen dadurch, dass die frühere Ehefrau des Betroffenen ihr Einverständnis zu einer Organentnahme gegeben hat, dieses jedoch wegen der bereits vollzogenen Scheidung nicht mehr rechtsverbindlich war. Die Organentnahme für die Transplantation sollte bereits vorbereitet werden, sodass aufgrund des Zeitdrucks eine hohe Erwartungshaltung gegenüber dem Neurologen entstand, die Eltern des Verstorbenen kurzfristig davon zu überzeugen, ebenfalls der Organentnahme zuzustimmen. In einer derartigen Situation richtig zu handeln, war vor allem auch deshalb schwierig, weil die rechtzeitige Organspende möglicherweise die Rettung für andere Patienten gewesen wäre. Das scheinbar grundlose Zögern der Eltern war vor diesem Hintergrund schwer nachvollziehbar, zumal sie ihre Entscheidung bzw. Nicht-Entscheidung später relativierten. Für die Lösung eines derart schwierigen ethischen Konflikts gibt es mit Sicherheit kein Patentrezept. Eine besondere Rücksichtnahme auf die Gefühlslage der Angehörigen erscheint durchaus als relevantes Kriterium, wobei eine Abwägung in jedem Einzelfall unabdingbar ist. Möglich wäre auch die Einbindung von Psychologen oder Sozialarbeitern, wenn wie in diesem Fall die unmittelbare medizinische Ebene bereits verlassen wurde.

Hinzu kommt, dass auch auf der Ebene der behandelnden Mediziner unterschiedliche Sichtweisen entstehen können, die durch die fachspezifische Aufmerksamkeit bzw. unterschiedliche Interessen verursacht werden. Aus der Sicht eines Neurologen stellt sich ein Sachverhalt u. U. anders dar, als aus der Sicht des Intensivmediziners, Internisten oder Chirurgen. Problematisch wird dies vor allem dann, wenn verschiedene Fachbereiche und Kollegen zwar beteiligt sind, zum Zeitpunkt des entscheidenden Kontaktes jedoch aus verschiedenen Gründen (Dienstschluss oder Schichtdienste, andere Aufgaben etc.) kaum die Möglichkeit der Rücksprache besteht und de facto ein einzelner Kollege die Verantwortung übernehmen muss.

? Wie kann man mit einer derartigen Situation umgehen?

Lösungsansätze
1. Wenn eine Problematik bereits zu Beginn des Prozesses erkennbar ist, sollte ein Steuerungsmechanismus vereinbart und festgelegt werden, wer zu welchem Zeitpunkt die Kompetenz besitzt, eine verantwortliche Entscheidung zu treffen.
2. Damit die Verantwortung nicht zugeschoben wird bzw. „zufällig" den Kollegen trifft, der gerade anwesend ist, sollte unmittelbar mit den erreichbaren Kollegen ad hoc ein Entscheidungsmechanismus vereinbart werden.
3. Ist dies nicht möglich, bleibt dem betroffenen Kollegen nur, die Verantwortung zu übernehmen und zu versuchen, eine möglichst gute Lösung zu finden.
4. Eine Nachbesprechung im Team sollte erfolgen, um auf der Grundlage einer Fallanalyse Mechanismen zu vereinbaren, die eine künftige Wiederholung möglichst strukturell ausschließen.

▪ **Fall 6: Der Arzt am Sterbebett oder das Ende aller therapeutischen Bemühungen**
▪▪ **Fallschilderung**
Im Verlauf einer langjährigen ärztlichen Tätigkeit kommt man vor allem bei der Betreuung älterer Patienten häufig in die Lage, diese bis zum Tode zu begleiten und während dieser Zeit gewollt oder ungewollt in die Familiengeschichte einbezogen zu werden. Dabei wird man nicht selten in interne Details eingeweiht, über die man naturgemäß Schweigen zu bewahren hat.

In einer vergleichbaren Situation befand ich mich, als ich über mehrere Jahre eine ältere Dame behandeln musste, die mir keineswegs am Anfang sympathisch war und die lediglich wegen ihrer relativen Prominenz auf der Station respektiert wurde, zumal sie therapeutisch schwer zu führen war und durch ihre Sonderwünsche und ihre abweisende Umgangsform auffiel. Sie hatte sich mehrfach an mich gewandt, als ich ihren Mann, einen Kollegen, bis zum Tode behandelt hatte. Obwohl sie wusste, dass ich dadurch in verschiedene Schwierigkeiten und Tiefpunkte ihrer Ehe und Familie eingeweiht war, richtete sie sich bei wiederholten neurologischen und allgemeinärztlichen Problemen vorrangig an mich. Dabei zeigte sie sich nicht immer sehr kooperativ, unterlief meine Anordnungen und missachtete meine Ratschläge, sodass ich jedes Mal froh war, wenn sie die Station verlassen hatte. So hatte sie über die Jahre eine reichliche Anzahl von Diagnosen auf sich vereinigt, die von Diabetes mellitus und stoffwechselbedingter Nervenstörung bis zu Parkinsonsymptomatik und Depression reichten. Es gelang jedoch immer wieder, sie aus allen schweren Krankheitsphasen herauszuholen und ihr ein lebenswertes Weiterleben zu ermöglichen. Mit der Zahl der Behandlungen nahm auch meine Kenntnis über die Familieninterna zu, die sich bis auf die erwachsenen Kinder mit ihren Problemen erstreckten. Trotzdem war der Kontakt zu den Söhnen und Töchtern der Dame spannungsfrei, wohl auch deshalb, weil ich initiiert durch die Patientin in den Augen der Kinder als übergeordnete Kapazität galt. Dies erleichterte mir den Umgang mit ihr, als sich die krankheitsbedingten Einschränkungen zuspitzten und ein Leben in der eigenen Wohnung nicht mehr möglich war. Ich wurde zitiert, um zu helfen, die sehr eigenwillige alte Dame von dem wichtigen Schritt zu überzeugen, in ein betreutes Wohnen zu gehen. Ein anderes Mal wurde ich tätig, um sie zu einer erneut notwendigen stationären Behandlung zu drängen. Dabei war mir von Mal zu Mal klarer, dass das therapeutische Fenster und meine Einflussnahme immer kleiner wurden. Schließlich wurde der Behandlungsspielraum aufgrund einer aktuellen traumatischen Hirnquetschung und einem darauf zurückgehenden Anfallsleiden so eng, dass nur eine Verlegung in ein Pflegeheim in Frage kam. Dieses Vorgehen wurde aber von der meist wachen Patientin strikt abgelehnt. Da die Kinder diesen Weg gegen den Willen der Mutter mithilfe einer Betreuungsvollmacht nicht durchsetzen wollten, wurde ich erneut gebeten, meinen Einfluss geltend zu machen. Obwohl sie die meiste Zeit schlafend auf der Station verbracht hatte, empfing sie mich wach und mit Wohlwollen. Deshalb war es mir am Anfang auch gar nicht klar, dass ich mich am Bett einer Moribunden befand. In meinem Kopf spukten Differenzialdiagnosen wie Depression oder eigensinnige Verweigerungshaltung einer Greisin angesichts der Übermacht der Kinder. Erst als ich mich von meinen diagnostischen Schemata gelöst hatte, fiel mir auf, dass ich an einem zukünftigen Totenbett saß und die vorrangige Aufgabe hatte, zuzuhören, um ihren letzten Willen zu erkunden. Die Zeichen waren eindeutig, sie bekundete auch mit Worten, dass sie sich in einem Zustand „zwischen Himmel und Erde" befände und sie sich herzlich wünschen würde, dass ihre Kinder an ihrem Bett vereint wären. Nach einer Dreiviertelstunde, in der sie wiederholt kurz einschlief, verabschiedete ich mich in der Gewissheit, sie nicht mehr lebend wiederzusehen. Vor dem Zimmer hatte die ältere Tochter geduldig gewartet, bis unser Gespräch beendet war. Jetzt war sie sehr aufgeregt und wollte drängend wissen, was ihre Mutter mir mitgeteilt hatte. Aus der Art der Fragestellung hörte ich unschwer heraus, dass sie etwaige Vorwürfe befürchtete. Sie war beruhigt, als ich dies verneinte. Auch den anderen Geschwistern gegenüber musste ich persönlich bekunden, dass es keinerlei Anzeichen für eine verbale Abrechnung ihrer Mutter gegeben hatte und dass ihr letzter Wunsch sehr einfühlbar und überzeugend war. Die ersehnten Besuche der Kinder fanden in schneller Folge und Gemeinsamkeit statt, und am Folgetag war die Patientin ruhig für immer eingeschlafen.

▪▪ Kommentar

Der Tod von Patienten ist für Mediziner auch nach vielen Jahren Berufserfahrung ein Erlebnis, das aufgrund der strikten Orientierung der Medizin an der Heilung von Krankheiten gewissermaßen in einem systematischen Widerspruch zum beruflichen Selbstverständnis steht. Bis zuletzt werden aus diesem Grund Symptome des beginnenden Sterbens in einen vermuteten Zusammenhang mit einer Erkrankung gestellt und es wird intuitiv versucht, Lösungen und Therapien zu entwickeln. Deshalb besteht vor allem für unerfahrenere Mediziner die Gefahr, den Tod eines Patienten als ein persönliches Scheitern zu erleben, auch wenn man wissen könnte, dass die Chancen auf eine Heilung gering waren. Selbst wenn man verstanden hat, dass eine Heilung nicht mehr möglich ist und der Tod eines Patienten bevorsteht, ist ein Umgang mit der Situation schwierig. Durch Gespräche und Therapien wurde eine Beziehung zu einem Patienten aufgebaut, die häufig über die rein fachliche Ebene hinausgeht und bei aller beruflicher Distanz eine mehr oder minder starke emotionale Wirkung entfaltet. In der letzten Lebensphase vor dem Tod nimmt das medizinische Personal häufig eine Position ein, die verstärkt zu einer emotionalen Bindung führt. Der Mensch auf dem Krankenbett, das immer mehr zu einem Sterbebett wird, sucht und findet im professionellen Gegenüber individuelle Ansprechpartner, die zeitlich und auch emotional manchmal intensiver eingebunden sind als seine Verwandten. Dies darf in der emotionalen Wirkung nicht unterschätzt werden, da der Tod des Patienten auf dieser Ebene unmittelbar auf die behandelnden Personen wirken kann. Dies führt leicht zu einer „Trauer", die auf einer professionellen Ebene eigentlich unangebracht ist und gleichwohl eine Wirkung entfaltet. Es ist letztlich eine gewisse „Trauerarbeit" notwendig, um den Verlust eines Menschen, der auf der zwangsläufig involvierten emotionalen Ebene mehr als nur ein Patient war, zu überwinden. Allerdings gibt es häufig weder einen institutionellen Umgang mit dieser Problematik, noch bleibt hierfür in der Regel Zeit, da andere Aufgaben warten. Wichtig ist jedoch, diese Gefühle nicht als „unprofessionell" zu negieren, sondern sie ernst zu nehmen und einen individuellen Umgang mit Fragen des Sterbens zu entwickeln. Dazu bedarf es vielleicht auch einer professionellen Beratung. In unserer säkularisierten, postmodernen Zeit, in der Kirchen oder andere sinnstiftende Institutionen an Bedeutung verloren haben, wird der behandelnde Mediziner für manche Patienten im Angesicht des Todes zum letzten Ansprechpartner, auf den vielfältige Erwartungen projiziert werden. Dies kann die existenzielle Angst vor dem Tod ebenso betreffen, wie die Verpflichtung, den letzten Willen des Patienten umzusetzen. Auch der Kontakt mit nahen Verwandten, die am Sterbebett ihre Trauer zum Ausdruck bringen, kann dabei sehr belasten. All dies gehört nicht zum medizinischen Handwerk im engeren Sinne und ist doch integraler Bestandteil der täglichen Arbeit. Die Entwicklung einer eigenen Position, die einen professionellen und zugleich eigene Gefühle einbeziehenden Umgang ermöglicht, kann erst im Verlauf der beruflichen Karriere erfolgen. Der Entwicklung von Techniken im Umgang mit Trauer oder der Konfrontation mit betroffenen Angehörigen sollte jedoch von Beginn an Aufmerksamkeit geschenkt werden.

Eine praktikable Möglichkeit mit dem Tod von Patienten zugleich würdevoll und professionell umzugehen, ist eine gewisse „Ritualisierung". Rituale sind, neurobiologisch interpretiert, gut gebahnte Verhaltensdispositionen, die nicht nur unter Druck und Stress abgerufen werden sollten, sondern die sich sehr gut eignen, mit Situationen abzuschließen, die mit Verlust verbunden sind. Insofern könnten auf der institutionellen Ebene gewisse Vorkehrungen helfen, den Verlauf des Unvermeidbaren durch eine bestimmte, erkennbare Form zu begleiten. So können Sterbende prinzipiell in ein Einzelzimmer verlegt werden, das Zimmer kann etwa mit Bildern von Verwandten oder einer Kerze ausgestattet werden. Falls gewünscht, wird ein Seelsorger oder der Psychologe gerufen und nahe Verwandte in die Sterbesituation einbezogen. Auf diese Weise kann dieser Situation eine gewisse Würde verliehen werden und zugleich eine Phase des „Abschieds" eingeleitet werden, die ebenfalls den betroffenen medizinischen Kräften helfen kann, die Situation zu verarbeiten (Zwack 2013).

Auf einer individuellen Ebene können zusätzliche Rituale den Umgang mit dem Sterben unterstützen. So sollte es seitens des behandelnden Arztes zu einem festen Ritual gehören, mit den engsten Angehörigen ein persönliches abschließendes Gespräch zu führen, in dem auf die besonderen Umstände des Todeseintritts eingegangen wird, und dies nicht an einen nachgeordneten zufällig diensttuenden Kollegen zu delegieren. Dieses Gespräch unterstützt die

Angehörigen, den Verlust zu bewältigen, und zugleich die Fähigkeit des Arztes zur Resilienz (► Fall 2, Kap. 3). Hilfreich ist ebenfalls, die Geschichte des Sterbenden, der häufig intensivmedizinisch und menschlich begleitet wurde, dadurch abzuschließen, dass man kurz innehält, um diese Zeit Revue passieren zu lassen und auch persönlich Abschied zu nehmen. Wie diese Ritualisierung im Einzelfall aussieht, kann sehr unterschiedlich sein. Wichtig ist jedoch, Methoden der Verarbeitung des Verlustschmerzes zu entwickeln, dem man sich kaum entziehen kann. Eine professionelle Distanz einzunehmen, bedeutet deshalb nicht, das mehr oder weniger stark ausgeprägte Gefühl der Trauer zu negieren und zu glauben, man könne sich dem Stress, den der Tod eines Menschen, den man gekannt hat, immer bedeutet, vollständig entziehen.

> ❯ **Professionelle Distanz als wichtiger Faktor der Bewältigung des Verlustschmerzes seitens des Arztes bedeutet in diesem Zusammenhang, dieses Gefühl in einer Form zu verarbeiten, die der Situation gerecht wird und es erlaubt, sich schnell wieder seinen weiteren Aufgaben zu widmen.**

Literatur

Zwack J (2013) Wie Ärzte gesund bleiben – Resilienz statt Burnout. Thieme Stuttgart, New York

Arzt und Therapeuten

Hubertus K. Kursawe, Herbert Guggenberger

H.K. Kursawe, H. Guggenberger,
Neu im Klinikalltag – wie junge Mediziner den Einstieg besser meistern,
DOI 10.1007/978-3-642-44984-0_6, © Springer-Verlag Berlin Heidelberg 2013

6.1   Allgemeines zur Problematik

In den Betrieb eines modernen Krankenhauses ist mittlerweile eine Reihe von Berufen integriert, die durch eine jeweils spezifische Herangehensweise den Heilungsprozess des Patienten unterstützen und fördern sollen. In der Kooperation mit Physiotherapeuten, medizinisch-technischen Assistenten, Psychologen oder Sozialarbeitern ist zu beachten, dass deren anders strukturierte Ausbildung und Herangehensweise manchen Ärzten gelegentlich als fremd oder gar als nachrangig erscheint. In der Praxis zeigt sich jedoch, dass die Arbeit dieser Kollegen eine die Medizin ergänzende bzw. komplementäre Wirkung entfalten kann. In vielen Fällen geraten sie unvorhergesehen in den Mittelpunkt der Diagnostik und Therapie, wenn sich der medizinische Prozess verändert oder wenn die medizinische Diagnose durch Erkenntnisse, die aus psychologischer Sicht gewonnen werden, angepasst wird. Im Interesse der Patienten ist es wichtig, alle an der Behandlung beteiligten Fachleute frühzeitig einzubeziehen und Synergieeffekte zu nutzen, die durch eine Kooperation verschiedener Berufsgruppen entstehen können. So gelingt es manchmal Physiotherapeuten oder Logopäden durch ihre besondere Art mit Patienten umzugehen, erhebliche Fortschritte zu erzielen. Unterschiedliche Sichtweisen und Problemlösungsmethoden können wechselseitig Perspektiven eröffnen, welche für ein besseres Verständnis des Patienten förderlich sind und detailliertere Erkenntnisse über die Erkrankung und den Gesundungsprozess ermöglichen.

6.2   Fallbeschreibungen

■   **Fall 1: Die Nahrungsverweigerung oder die rettende Fallbesprechung**
■■   **Fallschilderung**
Wie schon an den letzten beiden Tagen wurde die Routine der Morgenbesprechung von der alarmierenden Feststellung einer Krankenschwester unterbrochen, dass Frau Ehlert in Zimmer 7 das Essen verweigere. Betretenes Schweigen breitete sich aus, weil alle eine ärztliche Entscheidung erwarteten. Zweimal hatten wir uns im Team schon auf eine Nahrungszuführung per Magensonde geeinigt. Dabei war deutlich geworden, dass man nach Meinung der Krankenschwestern die medizinischen Maßnahmen deutlich einschränken müsste, um die alte Frau in Ruhe sterben zu lassen. Die jungen ärztlichen Kollegen setzten dagegen auf einen zentralen oder peripheren Venenkatheter.

❓ Sollte jetzt also ein erneuter Versuch unternommen werden, gegen den Willen der Patientin eine medizinische Maßnahme durchzuführen?

Frau Ehlers war 86 Jahre alt und hatte die letzte Zeit in einem Pflegeheim zugebracht, da sie sich nach zwei schweren Schlaganfällen nicht mehr selbst versorgen konnte. Auch hatte sie nach dem zweiten Schlaganfall die Sprache verloren, allerdings ihre Angehörigen immer noch erkannt und sich ihnen zugewandt. Jetzt war sie nach einem schweren, durch die Schlaganfälle verursachten epileptischen Anfall eingewiesen worden und hatte auf der Station noch einen zweiten Anfall erlitten. Von den Folgen schien sie sich kaum zu erholen und dämmerte meist nur vor sich hin. So war es nach einer übergangsweise erfolgten Infusionsbehandlung auch nicht mehr möglich, sie zu einer normalen Nahrungsaufnahme zu bewegen. Sie reagierte auf Kontakt und Zuspruch meist positiv und auf alle medizinischen Maßnahmen ablehnend. Eine schriftliche Willenserklärung hatte sie nicht hinterlassen, aber nach Meinung der Tochter, die als Betreuerin eingesetzt war, und nach Meinung ihres Mannes hätte sie alle Intensiveingriffe abgelehnt. Dies machte zumindest den Einsatz von Venenkathetern höchst fragwürdig. Eine Überbrückung mit weiteren intravenösen Infusionen schien aufgrund des desolaten Zustands der Gefäße auch nicht möglich. Die mit heftigen Affekten geführte Falldiskussion ließ darüber hinaus deutlich werden, dass die emotionale Beteiligung des Pflegepersonals einen Grad erreicht hatte, der unverzügliches und grundsätzliches Entscheiden erforderte. Somit war ebenfalls verständlich, dass die Einberufung der sich gerade im Krankenhaus konstituierenden Ethikkommission zu viel Zeit und Umstände benötigt hätte. Wir mussten prompt handeln, sodass ich eine 2-stufige Herangehensweise verschlug: Zunächst sollte bei der sich direkt anschließenden Visite die Medikation kritisch geprüft und beim Legen der Magensonde die Reaktion der Patientin mit besonderer diagnostischer Sensibilität gewertet werden, um herauszufinden, ob es sich um eine halbwegs bewusste oder eine durch Verwirrtheit und Wahn verursachte Ablehnung der Maßnahme handelte. In einem zweiten Schritt wollten wir am Nachmittag alle beteiligten Krankenschwestern, Ärzte, Therapeuten und Betreuer zusammenrufen, um in einer gemeinsamen ethischen Fallkonferenz eine grundsätzliche Entscheidung herbeizuführen.

Die Überprüfung der Medikamente erbrachte wie so oft in solchen Fällen eine Reihe von nicht lebensnotwendigen Kreislaufmitteln, Fettsenkern, Blutverdünnungsmitteln und Blutdrucksenkern, auf die wir in dieser Situation gut verzichten konnten. Der erneute Versuch, eine Magensonde zu legen, scheiterte am Widerstand der Patientin, die kurzzeitig wach wurde und auf den Kontakt reagierte, aber in Mimik und Gestik ihre Ablehnung bekundete. An der für 14 Uhr einberufenen Fallkonferenz nahmen alle Beteiligten und natürlich auch ich als verantwortlicher Arzt teil. Bei unserer Aussprache zeigte sich insbesondere durch die Beiträge der Logopädin und der Theologin, dass die Reaktion der Frau bei der Visite eindeutig als eine Abkehr vom Leben und als eine Willenserklärung zu interpretieren sei, die ein aktives Eingreifen gegen ihren Willen nicht rechtfertigen würde. Die aufgetretenen Einwände, man könne die Todkranke doch nicht verdursten lassen, konnten mit dem Hinweis auf das fehlende Durstgefühl in solchen präfinalen Fällen entkräftet werden. Wir vereinbarten, dass alle pflegerischen Hilfen, insbesondere zur Lippenpflege und zu Flüssigkeitsangeboten beibehalten würden und dass die Angehörigen in die Entscheidung über den weiteren Therapieverlauf einbezogen werden sollten. Die morgendliche Kontroverse hatte sich plötzlich aufgelöst, und die verschiedenen Berufsgruppen waren sich nun alle einig. Als dann am folgenden Tag ein Fieberzustand den Fall weiter komplizierte, war für alle evident, dass es sich um eine präfinale durch Lungenstau verursachte Entzündung handelte, deren Ende man ohne zusätzliche über die Venen zu applizierende Antibiotika abwarten sollte. Einen Tag später verstarb unsere Patientin in aller Ruhe und ohne wieder zu erwachen. Die anfangs sehr kritische Tochter bedankte sich mit außergewöhnlicher Warmherzigkeit.

▪▪ Kommentar

Man trifft in der Praxis immer wieder auf Situationen, für die es keine eindeutigen, d. h. aus wissenschaftlichen Grundsätzen ableitbaren, Entscheidungen gibt. Dies ist insbesondere dann der Fall, wenn die medizinische Entscheidung ethische Fragen tangiert. Ob man die betagte Patientin zwangsernährt oder nicht, ob man medizinisches Gerät in großem Umfang einsetzt, um das Leben einer Patientin zu erhalten oder nicht, ist letztlich nicht eindeutig zu entscheiden. Zwar können bestimmte Kriterien entwickelt werden, um eine Entscheidung zu erleichtern. Letztlich bleibt jeder Fall jedoch eine Einzelentscheidung. In derartigen Situationen entsteht ein hoher Grad an persönlicher Verantwortung, da eine Entscheidung zu treffen ist, die Leben und Tod betrifft. Es wichtig zu versuchen, einen möglichst breiten Konsens zu finden, in den möglichst viele Personen eingebunden sind, die mit dem Fall vertraut sind. Dabei ist die Position der Kollegen aufgrund der ethischen Fragestellung nicht unmittelbar von der Stellung in der Hierarchie abhängig.

Für das weitere Vorgehen im obigen Fall wurde in der Fallkonferenz versucht, die Auffassung möglichst vieler Beteiligter zu berücksichtigen und in ein Konzept für die weitere Behandlung zu integrieren. So wurde entschieden, eine lebenserhaltende Behandlung zwar fortzusetzen, Art und Dauer jedoch vom Verlauf abhängig zu machen. Diese Vorgehensweise erschien aus der Sicht des leitenden Arztes deshalb als sinnvoll, weil im Team sozusagen ein ethischer Konsens zur Zufriedenheit aller gefunden werden konnte. Zugleich wurde durch die Diskussion die Entscheidung des leitenden Arztes in ethischer Hinsicht auf eine breite Basis gestellt, die ihn von der Pflicht einer „einsamen" Entscheidung entbunden hat. Wie sich zeigte, war auch die Tochter der Verstorbenen mit diesem Vorgehen einverstanden.

▪ Fall 2: Stress mit der Physiotherapie oder ein langer kollegialer Lernprozess
▪▪ Fallschilderung

Meine Erfahrung in der Zusammenarbeit mit Physiotherapeutinnen ist exemplarisch nicht an einem Fall zu beschreiben, sondern vielmehr als ein Prozess mit einigen Klippen zu sehen. Dabei darf ich vorausschicken, dass ich mich für diesen Teil der Medizin seit dem Beginn meiner ärztlichen Arbeit sehr interessiert habe. Die Physiotherapie spielte zwar in der stark naturwissenschaftlich ausgerichteten Fächerpräsentation im Studium eine eher untergeordnete Rolle, aber ich habe sie immer für einen wichtigen Teil im Behandlungskonzept verschiedenster Krankheitszustände gehalten. Das war auch der Grund, weshalb ich mich seit Beginn meiner Arzttätigkeit immer an der Ausbildung von Physiotherapeutinnen beteiligt hatte, um ihnen ein gutes Verständnis für die Neurologie zu vermitteln. So lernte ich die meist leistungsmäßig überdurchschnittlichen Physiotherapieschülerinnen sehr zu schätzen.

Als ich nach einem Arbeitsplatzwechsel einen eigenen neurologischen Bereich zu verantworten hatte, freute ich mich auf die Zusammenarbeit mit der Physiotherapie und verfolgte die Arbeit der jungen Damen mit besonderem Augenmerk darauf, sie langfristig weitgehend in meine Station zu integrieren. Die Physiotherapeutinnen dieses Krankenhauses waren an die Arbeit mit neurologischen Patienten nur wenig gewöhnt und schon gar nicht daran, dass sich jemand von ärztlicher Seite für sie interessierte. Sie arbeiteten ihre Aufträge routiniert und nach ihrem gewohnten Schema ab und beantworteten mein Interesse mit einer gewissen Reserviertheit. Ich blieb in abwartender Haltung, doch schon bald bot sich eine Gelegenheit zur Intervention, als eines Tages die zuständige Physiotherapeutin mit einem sichtlich hirnorganisch veränderten Patienten nicht zurechtkam und sich bei den Krankenschwestern darüber beschwerte. Naturgemäß gibt es oft einen latenten Spannungszustand zwischen dem Pflegepersonal und der Physiotherapie, was darauf beruht, dass das Pflegepersonal seine Schwerpunkte in der Basisversorgung wie Füttern, Waschen und Betten sieht, während die Physiotherapeutinnen darauf angewiesen sind, dass ihnen die Krankenschwestern die Schwerkranken therapiegerecht vorbereiten und sie in bestimmten Fällen unterstützen. So kommt es auch bei gut eingespielten Abläufen häufig zu kleinen Neiddebatten und Eifersüchteleien zwischen beiden Berufsgruppen. Ich musste also auf den Plan treten und der Therapeutin erklären, wie sie sich in diesem schwierigen Fall, in dem es um den o. g. hirnorganisch veränderten Patienten ging, zu verhalten hätte. Ich nutzte meinen Auftritt zu einer ausführlichen Belehrung der jungen Physiotherapeutin mit dem Ergebnis, dass sie sich danach von unserem Bereich wegmeldete und eine andere Kollegin erschien. Diese erklärte mir gleich, dass ja ohnehin das Prinzip der Physiotherapieabteilung darin bestehe, die einzelnen Therapeutinnen häufig rotieren zu lassen, um ihnen eine breite Erfahrung zu ermöglichen. Da das ganz und gar nicht in meinem Sinne war, wurde ich bei der nächsten Gelegenheit bei der Leiterin der Physiotherapieabteilung vorstellig, um ihr meine Vorschläge zu unterbreiten, möglichst immer die gleichen Kolleginnen in der Neurologie zu behalten Das Gespräch endete mit einer massiven Kritik an meinen nicht kooperationsfähigen Krankenschwestern und den desinteressierten Ärzten und wurde so intensiv, dass es sogar zu Tränen kam. Ich hatte also in der Übermittlung meiner Botschaft versagt und mit meiner Kritik das Kind mit dem Bade ausgeschüttet. Um den Konflikt nicht noch weiter eskalieren zu lassen, verzichtete ich darauf, den Ärztlichen Direktor einzuschalten, der die direkte Leitungsverantwortung für die Physiotherapie trug, sich aber in keiner Weise engagierte.

? **Wie sollte ich reagieren?**

Deeskalation schien mir das Beste, aber wie sollte ich das bewerkstelligen, da mir schon bei meiner Rückkehr zur Station von den Krankenschwestern eine Forderungshaltung entgegenschlug, die auf eine grundlegende Zurechtweisung der Physiotherapeutinnen zielte. Ich beschloss, Zeit zu gewinnen, und beruhigte meine Krankenschwestern mit Hinhalteparolen. Gleichzeitig schwor ich die Ärzte auf einen Kurs der Zurückhaltung ein, um nicht noch mehr Öl ins Feuer zu gießen. Die nächsten Wochen waren durch eine sehr reservierte Art der Physiotherapeutinnen gekennzeichnet, ihre Arbeit fortzusetzen. Die Krankenschwestern ihrerseits mieden weitgehend die Kontakte zu den Physiotherapeutinnen. Bei diesem Klima lag also die eigentliche Therapie der Patienten im Argen.

Nach einem halben Jahr einer Therapie nach Vorschrift gelang es mir schrittweise, die Physiotherapeuten für eine Teilnahme an unserer Weiterbildung zu interessieren. Auch erklärte ich mich bereit, Weiterbildungsvorträge über neurologische Themen in der Physiotherapie zu übernehmen, was dann auch realisiert wurde. Schließlich bot ich ihnen an, sie bei der Einführung der Bobath-Therapie in der Neurologie zu unterstützen und gemeinsame Kurse zu organisieren. Nur widerwillig ließen sich die Krankenschwestern überzeugen, sahen dann aber die Vorteile bei der Alltagsversorgung der Schlaganfallpatienten und beteiligten sich zunehmend aktiv. Letztendlich ergaben sich so viele alltägliche Arbeitskontakte zwischen den beiden Berufsgruppen, dass es ein Leichtes war, die Physiotherapeutinnen sogar von einer gelegentlichen Teilnahme an unserer Morgenbesprechung zu überzeugen. Die ursprüngliche Befürchtung, dadurch zu viel Therapiezeit zu verlieren, erwies sich als nicht haltbar, da unsere Konferenz meist straff geführt wurde und höchstens 10 Minuten beanspruchte. In der Folge stellten sich sogar Vorteile dadurch ein, dass komplizierte Fälle im Vorfeld erläutert wurden und zu bilateralen Absprachen führten, die halfen, Arbeitszeit einzusparen. Für die Ärzte war dies ein erheblicher Vorteil, da im Einzelfall Therapieindikationen erklärt wurden und die Therapeutinnen von Problemen bei der Durchführung der Therapiemaßnahmen berichten konnten. Meine eigenen Schwierigkeiten mit der Physiotherapie waren ohne zusätzliche Aktivitäten beseitigt und ins Gegenteil verkehrt worden, sodass von dieser Zeit an zwei Stammkräfte der Physiotherapie es als eine Auszeichnung sahen, in der Neurologie arbeiten zu können. Daraus entwickelte sich eine fruchtbare und fast spannungsfreie Zusammenarbeit über viele Jahre. Diese Zusammenarbeit führte sogar dazu, dass ich aus unserem Drittmittelkonto externe Weiterbildungen der Physiotherapeutinnen bezahlen ließ, ohne dass die Geschäftsführung Einspruch erheben konnte. Manchmal erledigen sich schwierige Konflikte fast von selbst, oder nicht?

▪▪ Kommentar

In der medizinischen Ausbildung spielen Fragen der Kooperation mit anderen Berufsgruppen in der Medizin nur eine untergeordnete Rolle. Dies liegt vor allem daran, dass die fachlichen

Anforderungen in der Ausbildung umfangreich und komplex sind und die Zeit der Studenten ausfüllen. Für „Randgebiete" der Tätigkeit als Mediziner, die zudem in den Rahmen eines naturwissenschaftlichen Studiums nur schwer systematisch zu integrieren sind, bleiben häufig weder Raum noch Motivation. Gleichwohl werden „sekundäre" Fähigkeiten unmittelbar nach Beginn der medizinischen Laufbahn vorausgesetzt. Diese Soft Skills sind kommunikative Fähigkeiten ebenso wie Kenntnisse der Personalführung und der Koordination komplexer Aufgaben. In dem Moment, in dem das Studium beendet ist und die Berufstätigkeit beginnt, wird das im Studium erworbene Fachwissen zur Basis, auf die man wie selbstverständlich zurückgreift. Diese Kenntnisse kommen jedoch in der Praxis vor allem dann gut zur Geltung, wenn sie bewusst in den komplexen Prozess der medizinischen Behandlung von Patienten integriert werden. An diesem Prozess sind neben den medizinischen Kollegen weitere Berufsgruppen beteiligt, die ihrerseits spezifische Leistungen erbringen. Dies sind neben den Pflegekräften Spezialisten wie Physiotherapeuten, Logopäden, Ergotherapeuten, Psychologen oder Sozialarbeiter. Jede dieser Berufsgruppen hat eine eigene Spezialisierung und einen eigenen Aufgabenbereich und funktioniert notfalls auch unabhängig von einer Koordination. Die soziale Kompetenz des leitenden Arztes in unserem Beispiel leistet die fachliche Einbindung und den fachlichen Austausch zwischen dem Pflegepersonal und den Physiotherapeutinnen. Es zeigt sich, dass eine Qualitätssteigerung in der medizinischen Versorgung vor allem dann möglich ist, wenn eine fallspezifische Vernetzung der Tätigkeiten im Interesse des Patienten erfolgt. Gelingt es, die Kommunikation auf dieser Ebene zu verbessern, kann dies zu Synergieeffekten führen, die nicht nur die medizinische Versorgung, sondern auch das Verständnis für die Tätigkeit der jeweils anderen Berufsgruppe betreffen. Damit kann die Zufriedenheit der Mitarbeiter insgesamt verbessern werden. Jede Berufsgruppe, die Ärzteschaft eingeschlossen, neigt zu einer gewissen „déformation professionelle", die den Blick vor allem auf die eigenen berufsspezifischen Merkmale lenkt und der Tätigkeit anderer zunächst skeptisch gegenübersteht. Diesen Blick „über den Tellerrand" zu lenken, ist eine wichtige Aufgabe, die das Ziel hat, das Verständnis für die Arbeit anderer Berufsgruppen zu fördern und deren spezifischen Kenntnisse für den komplexen Heilungsprozess nutzbar zu machen.

> Fachliche Herangehensweisen, die sich von den eigenen unterscheiden, sollten im Interesse der Patienten für einen erfolgreichen Heilungsprozess berücksichtigt und nutzbar gemacht werden. Voraussetzung ist dabei ein grundsätzlicher Respekt für die Tätigkeit aller Berufsgruppen.

■ Fall 3: Der provozierte epileptische Anfall oder die überhörte Warnung der EEG-Assistentin

■■ Fallschilderung

Komplexe diagnostische Prozesse gehen häufig risikoreicheren Prozeduren voraus, über deren Anwendung gelegentlich recht unmittelbar, d. h. im Verlauf des diagnostischen Verfahrens, entschieden werden muss. So sind in der Anfallsdiagnostik meist einfache EEG-Ableitungen nicht ausreichend aussagekräftig und bedürfen einer Ergänzung durch Provokationsmethoden wie z. B. die Hyperventilation, die Fotostimulation und den Schlafentzug. Dabei muss man allerdings das Risiko einkalkulieren, dass neben der erwünschten Ableitung epilepsietypischer Potenziale auch regelrechte Anfälle ausgelöst werden können. Deswegen bedarf es bei einer Provokation der ausdrücklichen ärztlichen Entscheidung.

Dessen waren wir uns durchaus bewusst, als wir eines Tages einen Alkoholiker nach einem epileptischen Anfall zu untersuchen hatten. Dabei ging es um die differenzialdiagnostische

Entscheidung, ob es sich bei dem Ereignis um einen sog. Alkoholentzugsanfall gehandelt hatte oder um die Folge einer vorliegenden Epilepsie, die eine zusätzliche antiepileptische Medikation erfordert hätte. Für Letzteres sprach vor allem die Anamnese epileptischer Anfälle bei seinem Vater. Wir hatten also eine Schlafentzugsprovokation angeordnet und darüber hinaus eine Fotostimulation vorgesehen und waren gerade dabei, die Tagesvisite zu absolvieren, als die telefonische Eilmeldung aus dem EEG-Labor kam, dass der Patient beim Stimulieren eigenartig gezuckt hätte. Im Bewusstsein dieser wichtigen Untersuchung gingen wir sofort zum Untersuchungsraum und fanden einen vollkommen unauffälligen Patienten, allerdings eine etwas aufgeregte EEG-Assistentin vor, die uns von flüchtigen Zuckungen im Gesicht und vielleicht auch an den Händen berichtete. Die erfahrene, aber von uns als etwas übervorsichtig eingeschätzte Frau gab an, dass sie die Fotostimulation und damit die gesamte Untersuchung abgebrochen hätte, weil sie einen epileptischen Anfall befürchten musste und wies zur ihrer Rechtfertigung auf die Papierkurve, die sie abgeleitet hatte. Ich warf nur einen kurzen Blick über ihre Schulter auf das EEG, da wir schon auf dem Weg zum Labor entschieden hatten, die Untersuchung in unserer Gegenwart wiederholen zu lassen. Das seien wahrscheinlich alles Artefakte im EEG, bemerkte ich kurz zur Begründung und wies sie trotz ihres am Gesichtsausdruck ablesbaren Widerstandes an, die Fotostimulation zu wiederholen.

Das Ergebnis war schlagend und der Eindruck vernichtend: Nach kurzer Applikation der Lichtblitze hatte der Patient epileptische Muskelzuckungen, sodass ich die Ableitung sofort stoppte. Aber es war schon zu spät, denn es gab ein direktes Einmünden in einen großen epileptischen Anfall mit Bewusstseinsverlust und extremen Verkrampfungen sowie Myoklonien, die die Untersuchungsliege erzittern ließen. Mit hektischen Helferaktionen stürzten wir uns auf den Patienten, konnten aber nur seinen Sturz und arge Verletzungen verhindern, bevor er sich nach einer längeren Verwirrtheitsphase langsam wieder erholte. Lediglich die intensive Beschäftigung mit dem Patienten ersparte uns den vorwurfsvollen Blick der Assistentin. Aber wir spürten ihn brennend im Nacken, als wir das Labor verließen und den noch beeinträchtigten Mann in sein Zimmer brachten.

❓ Was hatten wir und vor allem ich falsch gemacht?

Zweifellos waren wir mit einem gewissen Vorurteil gegenüber der ängstlichen EEG-Assistentin in den Untersuchungsraum gegangen und hatten unsere Entscheidung zumindest teilweise in Gedanken vorweggenommen. Auch hatten wir die Beschreibung der erfahrenen Kollegin nicht ausreichend angehört, und vor allem ihren Hinweis, vor weiteren Entscheidungen das EEG genau zu bewerten, nicht ernst genommen. Denn wie es sich bei einem anschließenden genauen Befunden der EEG-Kurven herausstellte, waren die epilepsietypischen Potenziale nicht nur unter Fotostimulation nachweisbar, sondern hatten sich schon zuvor unter der Hyperventilation gezeigt, womit eine sichere Diagnose und Indikation zur medikamentösen Behandlung gegeben gewesen wäre. Wir hatten also eine folgenreiche Entscheidung unter Missachtung der Warnung einer qualifizierten EEG-Assistentin vorgenommen und es blieb uns nur übrig, im Nachgang diesen Vorfall in spätere Weiterbildungsseminare zu integrieren.

▪▪ Kommentar

Mediziner haben zweifellos eine umfangreichere und komplexere Ausbildung als EEG-Assistentinnen. Dies ist allgemein anerkannt und führt zu einer Position, die dazu prädestiniert, relevante Entscheidungen auf der Grundlage eigener Einschätzungen zu fällen. In der Praxis wird dies auch deshalb erwartet, weil letztlich der Mediziner die Verantwortung trägt und eben nicht die technische Assistentin. Wie in diesem Beispiel ersichtlich, besteht jedoch die Gefahr, die Einwände anderer Berufsgruppen wenn nicht zu ignorieren, so doch intuitiv eher gering zu schätzen. Dabei können die Hinweise erfahrener Kollegen, die in Teiltätigkeiten eine ungleich umfangreichere Erfahrung aufweisen können, dabei helfen, die eigenen Einschätzungen zu konkretisieren oder auch zu negieren.

> Es ist wichtig, Einwände und Hinweise anderer Mitarbeiter ernst zu nehmen, entsprechend zu prüfen und dadurch eine Kultur der Aufmerksamkeit, auch im Sinne einer Teambildung, zu fördern, die alle am medizinischen Prozess beteiligten Personen einbezieht.

- **Fall 4: Der Suizid im Krankenhaus oder der unausgesprochene Vorwurf an den Psychologen**
- - **Fallschilderung**

Zu Beginn meiner Psychiatrieausbildung wurde ich auf einer Station für überwiegend depressive Patienten eingesetzt und hatte unter Aufsicht einer erfahrenen Stationsärztin gemeinsam mit einem jungen Psychologen, der gerade sein Studium absolviert hatte, Patienten mit verschiedensten Formen von Depression zu behandeln. Wie damals üblich, gab es Gruppen- und Einzelvisiten, Gruppen- und Einzelgespräche und verschiedene adjuvante Therapieformen. Die Betreuung der Patienten war unter der Leitung der Fachärztin zwischen uns aufgeteilt. So lernte ich auch den Verlauf eines relativ schwer depressiven Mannes in mittleren Jahren kennen, der von der Stationsärztin direkt betreut und vom Psychologen in Einzelgesprächen mitbetreut wurde. Die bisherigen medikamentösen Behandlungsversuche hatten keinen Erfolg gehabt, sodass die Stationsärztin außerhalb der Visite eine medikamentöse Umstellung vorgenommen hatte, ohne uns diese näher zu erläutern. Die alle zwei Tage vereinbarte Einzeltherapie beim Psychologen war davon nicht berührt und in der üblichen Weise fortgesetzt worden. Auch nahm der psychologische Kollege nicht routinemäßig an den täglichen Visiten teil, da er noch Nebenaufgaben zu erledigen hatte. Als Anfänger in seiner Berufsgruppe stand er unter der fachlichen Oberaufsicht des Leitenden Psychologen, während wir Ärzte und besonders ich als junger Arzt ihn in den Stationsalltag einführen sollten. Wenige Tage nach der Umstellung des Antidepressivums fehlte der genannte depressive Patient plötzlich bei der Nachmittagsvisite und wurde kurz darauf auf einem nahe gelegen Schornstein gefunden, von dem er sich trotz aller Bemühungen, ihn zu hindern, tödlich herabstürzte. Alle Beteiligten waren schwer betroffen, und die beiden direkten Behandelnden hatten nicht nur dieses Ereignis zu überwinden, sondern mussten sich auch den drängenden Fragen ihrer Chefs stellen. Was dabei im Einzelnen besprochen wurde, ist mir nicht zur Kenntnis gelangt. Die ohnehin nicht sehr kommunikative Stationsärztin hüllte sich nachhaltig in Schweigen, und der junge Psychologe versank in einer Art depressiver Reaktion. Offenbar hatte es auch keinen Betreuungs- und Behandlungsfehler gegeben, der zu Konsequenzen geführt hätte. Schließlich weiß man, dass bestimmte Formen von Depressionen ein solches Ende nehmen können. Allerdings quälte sich der Psychologe mit der Frage, warum er trotz regelmäßiger Kontakte bis zum letzten Tag die Suizidgedanken des Patienten nicht erkannt hatte, und ich versuchte vergeblich, ihn von seinen Schuldgefühlen freizusprechen. Eine interne Fallbesprechung aller therapeutisch Tätigen fand nicht statt, diese hätte jedoch sicher zur Bewältigung der psychischen Folgen dieses Falles beigetragen. Aber im Stillen musste ich mich doch fragen, ob wir alles getan hatten, um einen solchen Ausgang zu vermeiden:

? Warum hatte die Stationsärztin ihre Medikamentenänderung dem Psychologen nicht mitgeteilt? – Hatte das neue Mittel durch die mögliche Antriebsteigerung vielleicht einen Anteil an der Suiziddurchführung? – Hätte man nicht in dieser labilen Phase die Ausgangsregelung sorgfältiger handhaben müssen? – Hätte ich nicht aufgrund meines guten Kontakts zum Psychologen anstelle der etwas zurückhaltenden Ärztin eine Informationspflicht gehabt? – Hatte der junge Psychologe genügend Erfahrung, um die Suizidalität abschätzen zu können? – Oder war alles nur der schicksalhafte Verlauf der Depression, dem wir alle nicht gewachsen waren?

Auf jeden Fall nahm die zuständige Ärztin die Verantwortung auf sich und bekannte sich zu ihrer ärztlichen Entscheidungskompetenz, sodass sich der junge psychologische Kollege entlastet fühlen konnte, obwohl ihn dieses Ereignis noch lange begleitet hat und vielfach Gegenstand unserer Gespräche und Ausgangspunkt für einen wertvollen intensiven Kontakt blieb.

> In schwierigen Fällen kann die interkollegiale Kommunikation über die Berufsgruppen hinaus gar nicht eng genug sein. Zu jedem schwerwiegenden Ereignis sollte eine interdisziplinäre Fallbesprechung gehören, in der auf die üblichen Eitelkeiten insbesondere zwischen Psychologen und Ärzten verzichtet wird.

■■ **Kommentar**

Ein vollendeter Suizid im Krankenhaus ist außergewöhnlich selten und stellt für alle Beteiligten unabhängig von den juristischen Konsequenzen ein gravierendes Ereignis mit einer hohen psychischen Belastung dar.

Besonders problematisch ist in diesem Fall zudem, dass kaum eine Kommunikation zwischen den beteiligten Kollegen stattfand, weder vor noch nach dem Selbstmord des Patienten. Sowohl die leitende Ärztin als auch der junge Psychologe versuchten – sicher nach besten Kräften – ihr jeweiliges Fachwissen einzubringen. Ein berufsübergreifender fachlicher Austausch oder gar eine Absprache über den weiteren Verlauf der Behandlung fanden praktisch nicht statt. Ob auf diese Weise der Suizid zu verhindern gewesen wäre, erscheint rückblickend kaum zu entscheiden, doch wurde sicher eine Chance vertan. Selbst nach dem Vorfall war es nicht möglich, im Rahmen einer gemeinsamen Fallanalyse eine Aufarbeitung vorzunehmen, um derartige Vorfälle für die Zukunft ausschließen zu können. Zwar konnte die Ärztin durch die Übernahme der Verantwortung den jungen Psychologen psychisch entlasten, doch hat dies den sich anbahnenden Schuldkomplex des Psychologen nicht aufgelöst.

Aus einer historischen Perspektive betrachtet, hat der Arzt das Alleinstellungsmerkmal des Heilers, der den gesamten medizinischen Prozess von Diagnose und Therapie universal gestaltet, mehr und mehr verloren. Dies bezieht sich nicht nur auf die zunehmende Spezialisierung in der Medizin, die bewirkt, dass zunehmend verschiedene Fachgebiete mit einem Krankheitsbild befasst sind. Spätestens seit Beginn des 19. Jahrhunderts traten zudem etwa durch die Freud'sche Psychoanalyse mehr und mehr Aspekte der menschlichen Gesundheit in den Fokus, die über den unmittelbaren medizinischen Fachbereich hinausreichen bzw. diesen erweitern.

Die Institutionalisierung dieser Entwicklung fand erst in jüngster Zeit statt, multiprofessionelle Teams, die in den Krankenhäusern kooperieren und ihr Spezialwissen einbringen, sind ein Ausdruck dieses Wandels. Wurden etwa früher psychologische Aspekte wie Bewältigungsprozesse und Anpassungsleistungen ("Coping") des Patienten beiläufig und unsystematisch "erledigt", so sind heute spezialisierte Berufsgruppen wie z. B. Psychologen involviert. Auch die Diagnostik hat sich grundlegend gewandelt, wobei etwa in Tumorkonferenzen neben Radiologen, Neurologen, Internisten etc. auch Vertreter anderer Fachgebiete wie Psychologen oder Sozialpädagogen einbezogen werden.

Insbesondere in der Zusammenarbeit mit den Vertretern der nichtmedizinischen Fachgebiete können verstärkt Spannungen auf unterschiedlichen Ebenen oder auch Konkurrenzverhalten auftreten. Es ist zu berücksichtigen, dass Mediziner oder Psychologen sehr unterschiedliche Ausbildungswege durchlaufen und dabei spezifische Betrachtungsweisen entwickeln. Während die naturwissenschaftliche Ausbildung in der Medizin prinzipiell auf eine systematische Verifizierung von Prozessen angelegt ist, die im Verlauf mehr und mehr differenziert werden, haben Psychologen eine sozialwissenschaftlich orientierte Ausbildung, die je nach Spezialisierung in ihrem Fachgebiet häufig eine ganzheitliche Betrachtung der psychischen Gesundheit und der „Seele" des Menschen in den Vordergrund stellt und die aus der Interaktion Thesen entwickelt. Kurz gesagt: Der naturwissenschaftlichen Ausbildung der Ärzteschaft steht hier eine Wissenschaft gegenüber, die zum Teil hermeneutisch arbeitet, Hypothesen über den psychischen Zustand aus der Beobachtung von Menschen entwickelt und Therapien als ganzheitliche Ansätze begreift. Diese Herangehensweise erscheint dem geschulten Mediziner zunächst fremd, da die psychologischen Sicht- und Arbeitsweisen kaum verifizierbar zu sein scheinen. Dies kann leicht zu Unverständnis und Missverständnissen führen, zumal die Mediziner aus der Sicht der Psychologen ihrerseits scheinbar wesentliche Merkmale einfach „nicht sehen". Allerdings ist nicht nur zu berücksichtigen, dass es in vielen Bereichen wie z. B. der Neuropsychologie Überschneidungen zwischen den Berufsgruppen gibt und dass die Psychologie auf der Grundlage ihrer Modelle und Methoden gute praktische Erfolge nachweisen kann. Vielmehr ist auch zu bedenken, dass auch die naturwissenschaftliche Exaktheit der Medizin in die Praxis der Behandlung transformiert werden muss. Diese Adaption an den Krankheitsverlauf eines konkreten Menschen kann durchaus als empirischer Prozess verstanden werden, der nicht zwangsläufig in allen Einzelheiten und jeder Hinsicht verifizierbar ist. Unter diesem Aspekt erscheint auch der methodische Abstand zwischen Medizin und Psychologie nicht mehr ganz so groß. Entscheidend ist jedoch noch ein weiterer Aspekt: Die Arbeit im multiprofessionellen Team ist heute Realität und es gilt, dies als Chance zu begreifen. Der Arzt erscheint in diesem Kontext nicht mehr so sehr als ein Generalist, der in der Lage ist, alle Aspekte der Behandlung zu beherrschen und umfassende Entscheidungen zu treffen, sondern wird zum Teil eines Teams, das aus Fachkollegen und Kollegen anderer Berufsgruppen besteht. Zwar steht der Mediziner nach wie vor als Verantwortlicher häufig im Zentrum der Entscheidungsprozesse, doch auch andere Parameter sind für eine erfolgreiche medizinische Arbeit wichtig.

> ❯ Der Mediziner wird im Kontext eines professionellen Teams mehr und mehr zu einem Kompetenzmanager, dessen Erfolg im Wesentlichen darin besteht, die beruflichen Ressourcen einer Abteilung und eines Teams zu optimieren.

Der Arzt nimmt nach wie vor eine Schlüsselposition ein, die der Prozessoptimierung dienen sollte. In diesem Kontext ist auch die Einbindung der spezifischen Kompetenzen anderer Berufsgruppen zu sehen. Gelingt dies auf fachlicher und kommunikativer Ebene, eröffnen sich Möglichkeiten der Qualitätssteigerung. Dabei werden nicht nur die Ressourcen optimal genutzt, sondern auch die Motivation des gesamten Teams verbessert und die **Prozessqualität** gesteigert.

Arzt und Verwaltung

Hubertus K. Kursawe, Herbert Guggenberger

H.K. Kursawe, H. Guggenberger,
Neu im Klinikalltag – wie junge Mediziner den Einstieg besser meistern,
DOI 10.1007/978-3-642-44984-0_7, © Springer-Verlag Berlin Heidelberg 2013

7.1   Allgemeines zur Problematik

Im Alltag einer Klinik treffen verschiedene „Kulturen" und Denkweisen aufeinander. Die Mitarbeiter der Verwaltung einer Klinik haben in der Regel eine betriebswirtschaftliche oder juristische Ausbildung und sind aufgrund ihrer Tätigkeit unmittelbar am wirtschaftlichen Erfolg des Unternehmens orientiert. Das Denken ist an Kennziffern, Effektivität und Steigerung der Produktivität ausgerichtet. Die teilweise Privatisierung der Krankenhäuser hat tendenziell zu einer strikt betriebswirtschaftlichen Ausrichtung der stationären medizinischen Einrichtungen geführt. Dabei geben private Institute, die in Einzelfällen börsennotierte Unternehmen sind, die unter dem Druck der Erwartungen der Anleger besonders wirtschaftlich handeln müssen, durch Effektivitätssteigerungen die Benchmark vor, an der letztlich auch kommunale oder in kirchlicher Trägerschaft stehende Einrichtungen gemessen werden. Krankenhäuser waren zwar in der Vergangenheit immer auch wirtschaftlich agierende Subjekte, doch hat sich der Fokus im Zuge dieser Entwicklung mehr und mehr auf die unternehmerische Effektivität verlagert. Diese durch betriebswirtschaftliche Notwendigkeiten gegebene Orientierung steht in einem prinzipiellen Gegensatz zum Selbstverständnis der Ärzteschaft, die, dem hippokratischen Eid verpflichtet, das Patientenwohl prinzipiell unabhängig von entstehenden Kosten sieht und auch sehen muss.

Bezogen auf Vergütungsvereinbarungen in Arbeits- und Dienstverhältnissen leitender Ärzte heißt es in § 23 Absatz 2 der (Muster)-Berufsordnung für Ärzte (MBO-Ä), dass die Unabhängigkeit der medizinischen Entscheidung des Arztes sichergestellt sein muss (Bundesärztekammer 2013). Im Hinblick auf Zielvereinbarungen mit Bonusregelungen zwischen den Krankenhausträgern und leidenden Ärzten regelt § 23 Absatz 2 der MBO-Ä, dass ein Arzt keine Vergütung für seine ärztliche Tätigkeit vereinbaren darf, die ihn in der Unabhängigkeit seiner medizinischen Entscheidungen beeinträchtigen könnte. Die MBO-Ä regelt bereits in den beiden ersten Paragrafen die allgemeinen ärztlichen Berufspflichten und formuliert in § 2 Absatz 2:

» Ärztinnen und Ärzte haben ihren Beruf gewissenhaft auszuüben und dem ihnen bei ihrer Berufsausübung entgegengebrachten Vertrauen zu entsprechen. Sie haben dabei ihr ärztliches Handeln am Wohl der Patientinnen und Patienten auszurichten. Insbesondere dürfen sie nicht das Interesse Dritter über das Wohl der Patientinnen und Patienten stellen.

Daraus kann abgeleitet werden, dass es im Zweifelsfall den Medizinern obliegt, im Interesse der Patienten bestimmte Ansinnen der Verwaltung abzulehnen. Der hohe Stellenwert, der einer am Patienten orientierten medizinischen Ethik nach wie vor zugesprochen wird, bietet dabei einen guten Schutz auch vor negativen beruflichen Folgen.

Zugleich ist auch dem von einem wirtschaftlichen Unternehmen angestellten Mediziner im Krankenhaus bewusst, in einem durch Finanzmittel bestimmten Umfeld zu stehen, woraus sich durchaus ein prinzipieller Widerspruch zu dem Selbstverständnis des Arztes, dem Patientenwohl zu dienen, entwickeln kann. Auch in der Ausbildung bleibt der Fokus nach wie vor auf der Heilung von Krankheiten, weitestgehend ohne Berücksichtigung der Kosten von Behandlungen, bestehen. Den meisten Medizinern gelingt es, im konkreten Umgang mit Patienten die betriebswirtschaftlichen Grundbedingungen des eigenen Handelns auszublenden. Dies ist notwendig und wir würden von einer Art „déformation institutionelle" sprechen, wenn ärztliches Handeln unmittelbar auf ihre wirtschaftlichen Effekte hin überprüft werden würde. Allerdings bewegen sich Mediziner in der Praxis gleichwohl in diesem Spannungsfeld. Dieses Denken von der Institution her und damit die implizite oder explizite Rücksichtnahme auf die wirtschaftlichen

Interessen der Institution können in der Praxis sehr belastend werden, da unterschiedliche Ansätze, Denkweisen und daraus ableitbare Handlungsoptionen in einem gewissen Gegensatz stehen. Auf der einen Seite steht die Forderung nach Expansion im Sinne einer Tendenz zu höheren Einnahmen (stationäre Aufnahmen), auf der anderen Seite die medizinische Indikation, die möglicherweise eher auf eine Deinstitutionalisierung bzw. Ambulantisierung und damit auf einen Verlust von Einnahmen deutet. Die daraus resultierenden Widersprüche lassen sich im Einzelfall u. U. nicht auflösen. Dem Mediziner bleiben nur die Selbstreflexion und der Versuch, das berufsethische Selbstverständnis und die wirtschaftlichen Anforderungen in einen gewissen Einklang zu bringen. Auf der institutionellen Ebene scheint es ebenfalls notwendig, diesen Widerspruch in der Gestaltung der Möglichkeiten zu berücksichtigen, die auf eine Steigerung der wirtschaftlichen Effizienz des Unternehmens zielen.

7.2   Fallbeschreibungen

- **Fall 1: Der ungerechtfertigte Kompromiss oder das halbierte Schmerzensgeld**
- ■ **Fallschilderung**

Zwei Jahre nach den in ► Fall 3, Kap. 5 beschriebenen Lumbalpunktionen bei einer 80-jährigen Patientin, deren Notwendigkeit von den Angehörigen der Patientin in Frage gestellt worden war, wurde ich als verantwortlicher Chefarzt zur Geschäftsführung der Klinik bestellt und vom Geschäftsführer informiert, wie die letztendlich außergerichtliche Einigung ausgegangen war. Man hatte sich auf die Zahlung von 4000 Euro Schmerzensgeld geeinigt, welches einem guten Zweck zugeführt werden sollte. Der Geschäftsführer teilte mir mit, dass damit jeweils 2000 Euro auf die beiden betroffenen Assistenzärzte entfallen würden und ich dafür zu sorgen hätte, dass diese bezahlten. Ich war konsterniert: Niemals hätte ich erwartet, dass so etwas auf uns zukommen würde, da wir uns alle schuldlos fühlten. Aber immerhin: Die leidige Sache wäre damit erledigt. Andererseits war ich empört über das dreiste Ansinnen des Geschäftsführers, dass wir etwas bezahlen sollten, was er durch die Klinikanwälte hatte aushandeln lassen, ohne dass es eine Zustimmung unsererseits oder wenigstens irgendeine Zwischeninformation gegeben hätte. Da war es wieder, dieses selbstherrliche Agieren der Verwaltung! Mir schwoll der Kamm, und nur mit Mühe konnte ich meine Fassung bewahren, um Bedenkzeit zu erbitten. Ein kurzes Nachdenken machte mir klar, dass ich mich genau zwischen den Fronten befand; auf der einen Seite der machtbewusste Klinikleiter, der die unangenehme Sache auf mich abwälzen wollte und eigentlich schon vorher entschieden hatte, wie es zu laufen hatte; auf der anderen Seite die beiden mir untergebenen Kollegen, die quasi durch Zufall die ausführenden Organe einer unglücklichen und überflüssigen Entscheidung gewesen waren, die ich dazu noch formal gebilligt hatte. Ich musste wenigstens mit ihnen sprechen, beschloss ich, und vertagte die Entscheidung auf den nächsten Tag, an dem ich dem Geschäftsführer Mitteilung machen sollte. Das Gespräch mit den beiden Kollegen – mit jedem einzeln, um überschießende Reaktionen moderieren zu können – verlief fatal. Sie waren zwar froh, dass die Angelegenheit nun beendet schien, waren sich aber völlig sicher, dass die Klinik alles begleichen würde. Nicht im Entferntesten hätte ich ihnen klarmachen können, dass sie nun zur Kasse gebeten werden sollten, sodass ich es nur bei vagen Andeutungen über die Realisierung der finanziellen Forderungen beließ. Was sollte ich tun? Sie mit den Forderungen der Klinikleitung zu konfrontieren hieße, die Empörung über den Ausgang des Verfahrens zu steigern, und würde bedeuten, dass von jetzt an jegliche diagnostischen und therapeutischen Maßnahmen, die sonst nach routinemäßigen Absprachen erfolgten, zusätzlich kompliziert würden, um sich juristisch und klinikintern abzusichern. Das wäre nicht nur einem effektiven Arbeiten abträglich, sondern würde auch bedeuten, dass die mühsam aufgebaute Selbstständigkeit der Assistenzärzte wieder bröckeln würde. Diese zu erwartende Regressionsneigung der Kollegen wäre auch im Hinblick auf eine gute Weiterführung der Abteilung und Ausbildung ein gewaltiger Rückschritt. Auch widerstrebte es mir von ganzem Herzen, dem Geschäftsführer nachzugeben, zumal ich die Berechtigung für seine Forderungen nicht einsehen konnte. Sich den Wünschen des Geschäftsführers vollkommen zu verweigern, würde aber schließlich in einem großen Konflikt mit ihm enden, von dem ich nicht wusste, wie ich ihn bestehen könnte.

? War die genannte Summe nicht eine Kleinigkeit, die eine pragmatische Lösung und nicht einen großen Aufstand erforderte?

Einfach einen Kompromiss schlucken und dann zur Tagesordnung übergehen, ohne dass das „Kerngeschäft" der medizinischen Arbeit gestört oder auch nur berührt würde? Nachdem ich meinen Ärger über die Anmaßung des Krankenhausleiters überschlafen hatte, reifte in mir der Entschluss zu einer Übereinkunft. Unser Gespräch am nächsten Tag dauerte nur etwa fünf Minuten, und dann war alles erledigt. Ohne Vorwürfe zu erheben oder etwa die Meinung meiner Ärzte wiederzugeben, schlug ich ihm vor, dass wir die Summe teilen sollten und ich 2000 Euro aus meinem Drittmittelkonto beitragen könnte, wenn er die restliche Summe vom Klinikkonto begleichen würde. Er war prompt einverstanden und wir schieden in seltenem Einvernehmen. Meinen Kollegen berichtete ich nur spärlich von unserem Kompromiss, um keine weiterführende Kritik an meiner auf den Klinikfrieden gerichteten Verhaltensweise aufkommen zu lassen.

▪▪ Kommentar
Die Lumbalpunktion, die in diesem Fall durchgeführt worden war und zur Regressforderung an die behandelnden Ärzte geführt hatte, war aus deren Sicht zum Zeitpunkt der Entscheidung gut begründet. Die Notwendigkeit ergab sich aus der Diagnose, die die Kollegen wiederum vor dem Hintergrund eines früheren Falles gestellt hatten, in welchem sie sich als richtig erwiesen hatte. Das Erstellen einer Diagnose hat immer auch einen erkenntnistheoretischen Aspekt (s. auch Kommentar ▶ Fall 12 und 13, Kap. 3). Das Erkennen von Zusammenhängen und deren Interpretation erfolgt stets vor dem Hintergrund der eigenen Erfahrungen. Hat man also vor kurzem einen besonderen Fall gehabt, aus dem sich ein bestimmtes Vorgehen abgeleitet hat, so bildet sich dadurch ein Erfahrungshintergrund, der die Interpretation ähnlich erscheinender Fälle beeinflussen kann. Dies ist ein Vorgang, der im menschlichen Gehirn praktisch automatisch abläuft, um eine Strukturierung der komplexen Umwelt zu erleichtern. So kann es dazu kommen, dass der Arzt intuitiv versucht, die Symptomatik eines Patienten, die Ähnlichkeiten mit der Symptomatik eines anderen Patienten aufweist, als identisch zu betrachten. Man glaubt, Übereinstimmungen zu erkennen und konstruiert Zusammenhänge, die man ohne die frühere Erfahrung vielleicht nicht gesehen hätte. Die Analyse des Falles hat später in der Tat ergeben, dass die Kollegen wohl diesem Phänomen gewissermaßen „auf den Leim" gegangen sind und sich auch der Vorgesetzte trotz gewisser Zweifel der Meinung seiner Kollegen angeschlossen hatte.

▸ Im Fokus stehen die Auswirkungen von Verwaltungsentscheidungen auf die ärztliche Handlungsfähigkeit. Ziel ist ein pragmatisches Verhalten, das Reibungsverluste minimiert und Auseinandersetzungen möglichst auf Kernfragen der ärztlichen Kompetenz beschränkt.

■ **Fall 2: Die Stationssekretärin oder der vermiedene Konflikt**

■ ■ **Fallschilderung**

Die Arbeit in der Medizin erfordert nicht nur eine spezifische Fachkompetenz, sondern zunehmend auch organisatorische und ökonomische Fähigkeiten. Dies gilt sowohl in öffentlich als auch in privat geführten Einrichtungen, in denen es für ökonomische Aufgaben ein eigenes Management, sei es in Form einer Verwaltungsleitung, sei es als Geschäftsführung, gibt.

Dass im Schnittstellenbereich immer wieder Probleme auftreten, die ein bewegliches Handeln nötig machen, konnte ich eines Tages erfahren, als mir von der Geschäftsführung empfohlen wurde, in dem von mir verantworteten Bereich von 30 neurologischen Betten eine sog. Stationssekretärin einzustellen. Dies geschah nicht etwa nach einer ausführlichen Diskussion mit allen Beteiligten über den Wert und Unwert einer solchen Anstellung, sondern war von der Verwaltung aus dem Stand heraus entschieden worden. Nun war mir die vorher eher abstrakt geführte Debatte über die Effektivität dieser Maßnahme bekannt, aber es hatte so ausgesehen, als ob man damit in erster Linie die in den großen Abteilungen wie Innere Medizin und Chirurgie vermuteten Organisationsmängel hätte ausgleichen wollen. Das schien mir einsehbar, da sich gerade Operationsplanungen so leichter realisieren ließen. Niemals allerdings wäre ich auf die Idee gekommen, dass man diese Neuerung auch in den kleinen Abteilungen einführen würde. Hier dominierte ja normalerweise ein sehr kommunikativer Stil zwischen den einzelnen Berufsgruppen, und somit bestand nach meiner Meinung keine Notwendigkeit einer zusätzlichen Organisationsform, ja darüber hinaus sah ich die Gefahr einer Überorganisation mit neuen Schnittstellen und Reibungsverlusten. Schließlich sollte die avisierte Stationssekretärin den Prozess der Patientenaufnahme steuern, eine Aufgabe, die in einer übersichtlichen Stationsstruktur gern von den Ärzten geleistet wurde, weil sie auf diese Weise die Dringlichkeit und Indikation zur stationären Aufnahme gut einschätzen konnten. Wahrscheinlich spielte auch ein gewisses Misstrauen seitens der Geschäftsführung eine Rolle, da sie wohl vermutete, dass wir diese Aufgabe zu großzügig erledigten und somit eventuell Patientenfälle verloren gingen. Es war uns ja nicht nur einmal vorgehalten worden, dass wir ärztlicherseits die Ökonomie zu wenig im Auge hätten und unsere Zielvereinbarung nicht erreichen könnten. Vielleicht erwartete man sich davon ein gewisses Kontrollinstrument, da das Projekt „Stationssekretärin" auch von der Pflegedienstleitung lebhaft unterstützt wurde. Aus psychologischen Gründen hatte ich noch einen weiteren Einwand gegen die neue Position einer Stationssekretärin: Ich erwartete in meiner sehr homogenen Schwesternschaft eine gewisse Neiddiskussion, wenn eine Krankenschwester aus dem üblichen Schichtdienst herausgenommen würde und sich an den eigentlichen pflegerischen Aufgaben nicht beteiligen müsste. Aber alle unsere Gedanken und möglichen Einwände spielten keine Rolle, da im Prinzip schon alles entschieden war und man eher mein Zur-Kenntnis-Nehmen erwartete.

❓ Wie sollte ich mich also positionieren?

Mein erster Reflex signalisierte Ablehnung, aber klugerweise unterdrückte ich ihn nach außen, als ich auf Nachfragen erfuhr, dass die Einführung schon so weit fortgeschritten war, dass unsere Abteilungsschwester bereits eine Kandidatin ausgesucht hatte. Eine Blockade meinerseits hätte eine große Konfusion ausgelöst. So ließ ich mich etwas widerwillig über die neue Stationssekretärin informieren und musste feststellen, dass die Abteilung die kluge Entscheidung getroffen hatte, eine erfahrene, ehemalige und persönlich im Team gut vernetzte Krankenschwester zu aktivieren, die besonders mit Rücksicht auf ihre schulpflichtigen Kinder diese spezielle Art des Tagesdienstes zu ihrem Vorteil nutzen konnte. Somit schien allen geholfen und neidischen

Einwänden vorgebeugt. Ich meinerseits hatte auf diese Weise einen Konflikt mit der Verwaltung vermieden und musste später bei der Realisierung des Vorhabens zugeben, dass die ärztliche Kompetenz durch die neue Funktion nicht oder kaum eingeschränkt wurde. Ob sich damit allerdings ein wirtschaftlicher Gewinn nachweisen ließ, blieb fraglich, zumal die Maßnahme nach zwei Jahren in aller Stille eingestellt wurde. So konnte ich für mich lediglich resümieren, dass die Unterdrückung der ersten Ablehnung gegenüber der Verwaltung mir einige unnütze Kämpfe erspart hatte.

▪▪ Kommentar

Im modernen Krankenhausbetrieb stehen die wirtschaftlichen Interessen und Notwendigkeiten des Trägers einer medizinischen Einrichtung in einer Art natürlichem Spannungsverhältnis zur Betrachtungsweise der Mediziner. Diese Spannung entsteht zwangsläufig, weil sich unterschiedliche Welten gegenüberstehen, die zwar vielfältig miteinander verknüpft und voneinander abhängig sind, deren Repräsentanten jedoch aufgrund von Ausbildung und Tätigkeit eine stark differierende Wahrnehmung der Realität haben oder kurz gesagt: unterschiedlich „ticken". Die ökonomische Orientierung einer zum wirtschaftlich Arbeiten verpflichteten Krankenhausverwaltung hat dabei ebenso ihre Berechtigung wie die scheinbar jenseits materieller Zwänge agierende, ausschließlich an der Gesundheit des Patienten orientierte Fachmedizin. So mag der Finanzabteilung das in ihren Augen unwirtschaftliche Verhalten mancher Ärzte ebenso grotesk erscheinen, wie dem leitenden Arzt die auf Wirtschaftlichkeit ausgerichtete Betrachtung der Geschäftsführung, die seine Abteilung „effektiver" gestalten möchte. Letztlich ist jedoch allen bekannt, dass sie „im selben Boot" sitzen und dass sie ökonomische und medizinisch-fachliche Elemente gleichermaßen berücksichtigen müssen. Man könnte auch von einer fachspezifisch ausgeprägten „déformation professionelle" sprechen, die man in Einzelfällen auch gerne wechselseitig hegt und pflegt. Wenngleich die Differenzen kaum grundlegend zu beseitigen sind, so kann es doch hilfreich sein, die Intention der jeweils „anderen Seite" zumindest insoweit im Blick zu haben bzw. ihr aufgeschlossen gegenüberzustehen, als es nicht den eigenen fachlichen Interessen widerspricht. Die Stelle einer Stationssekretärin sollte zur Steigerung der Effektivität der Abteilung eingerichtet werden und wurde schließlich durch eine erfahrene Krankenschwester besetzt, die die fachlichen Belange der Abteilung gut vertreten konnte. In der Praxis erwiesen sich die von Medizinern geäußerten Befürchtungen, die neue Stelle könnte eine fachlich sinnvolle Praxis im Interesse wirtschaftlicher Interessen konterkarieren, als nicht zutreffend.

▪ Fall 3: Die ungeliebte Zielvereinbarung oder die Ethik im Medizinbetrieb
▪▪ Fallschilderung

Während Ärzte in der Vergangenheit von wirtschaftlichen Fragen weitgehend frei waren und sich eine ökonomische Denkweise höchstens dann aneignen mussten, wenn sie später eine eigene Praxis eröffneten, steht heute häufig und abhängig von der Trägerphilosophie die Erwirtschaftung der Kosten im Mittelpunkt der Überlegungen. Diese Herangehensweise wurde durch die Einführung des Fallpauschalensystems (DRG, Diagnosis Related Groups) und die damit verbundenen Budgetierungen noch gefördert, sodass sich ein zentraler Spannungsbogen zwischen Ärzten und den Vertretern der Administration wie Geschäftsführern, Verwaltungsleitern, Krankenhausdirektoren und Controllern ergeben hat, mit dem man heutzutage irgendwie leben muss.

So war es für mich nur bedingt überraschend, als ich als Verantwortlicher der Abteilung eines Tages zu einem sog. Zielvereinbarungsgespräch zur Geschäftsführerin geladen wurde und über die Kennzahlen meines Bereichs Auskunft geben sollte. Wie so häufig wurde ich aus dem gedrängten klinischen Alltag herausgerissen und hatte kaum Möglichkeit, mich vorzubereiten. Andererseits sah ich in meiner Naivität auch keine große Notwendigkeit dazu, da meine Abteilung seit Jahren als ökonomisch positiv bewertet wurde. Ich ließ also die Fallzahlen, Schweregrad- und Case-Mix-Indizes an mir vorbeirauschen und orientierte mich in meiner prognostischen Einschätzung an den Zahlen des Vorjahrs, die einen erheblichen Zuwachs verzeichnet hatten und nach meiner Einschätzung nur bedingt steigerungsfähig waren. Bei einer durchschnittlichen Verweildauer von unter 8 Tagen auf der neurologischen Station war es ohnehin kaum noch möglich, dem Patienten bis zur Entlassung die oft komplizierte Diagnose mit ihren Konsequenzen zu erklären, so dachte ich. An Ende des Gesprächs war ich sicher, meine Argumente überzeugend vorgebracht zu haben und ging zufrieden meiner Kernaufgabe nach. Da ich einen damals herkömmlichen Chefarztvertrag ohne Boni oder erweiterte Vereinbarungen besaß, schien die Frage der Zielvereinbarung für mich erledigt, bis Wochen später eine Klinikkonferenz mit allen leitenden Ärzten zusammengerufen wurde, um das Gesamtkonzept des Hauses darzustellen. In schneller Folge wurden dabei durch die Geschäftsführerin die entsprechenden Folien für die einzelnen Abteilungen an die Wand geworfen und durch kurze Zustimmung der anwesenden Verantwortlichen bestätigt. Als meine Abteilung an der Reihe war, konnte ich nur mit Mühe erkennen, dass die ursprünglich besprochenen Zahlen erheblich verändert, d. h. nach oben korrigiert waren. Ich war einen Augenblick unsicher, ob ich nicht etwa diesen Änderungen zugestimmt hatte, konnte mich aber dann doch erinnern und erhob unmissverständlich Einspruch. Die Geschäftsführerin war nur schwer zu unterbrechen und etwas ungehalten, weil ich sie aufforderte, auf die Folie meiner Abteilung zurückzugehen, um die veränderten Zahlen zu diskutieren. Eine peinliche Pause entstand, die sie benutzte, um mir mangelnde Stringenz im Umgang mit der Thematik vorzuwerfen. Eine diffuse Diskussion entstand, die von den verschiedenen nur bedingt Beteiligten mit Impetus und wenig Sachverstand geführt wurde. Schließlich erhielt ich Unterstützung von ihrer für das Controlling verantwortlichen Mitarbeitern und die Zahlen wurden zurückgenommen. Wir haben nie wieder darüber gesprochen, wie es zu den Verschärfungen der Planzahlen gekommen war, jedoch hatte sich bei mir der Verdacht festgesetzt, dass es sich um ein einseitiges Manöver gehandelt hatte, welches mir medizinisch fragwürdige Leistungsausweitungen abringen sollte.

▪▪ Kommentar

In den letzten Jahrzehnten war eine zunehmende Ökonomisierung der Medizin zu registrieren, sodass auch in diesem Bereich Fragen der Effektivität, der Arbeitsverdichtung und des wirtschaftlichen Erfolges immer mehr im Fokus stehen. Das Diktum, demzufolge alle Bereiche der Gesellschaft unter einem Effektivitäts- und Produktivitätsgedanken zu betrachten und an Renditezielen bzw. Vermeidung von Defiziten gemessen werden, ist auch in der Medizin mehr und mehr wirksam geworden.

Von Bedeutung sind dabei auch steigende Kosten durch den Innovationsschub in der medizinischen Diagnostik und Therapie vor allem durch die computerisierte Bildgebungsverfahren und neue innovative Behandlungsmöglichkeiten sowie immunsupprimierende und antikarzinogene Medikamente und Antibiotika. Parallel dazu ist es durch eine verbesserte medizinische Versorgung zu einer deutlich erhöhten Lebenserwartung der Menschen in den Industriestaaten gekommen, was mit steigenden Kosten einhergeht. Die höhere Lebenserwartung führt dazu, dass mehr und mehr Menschen keine direkten finanziellen Beiträge zum Gesundheitswesen leisten.

Die steigende Belastung der Beitragszahler führt wiederum zu Kostendämpfungsmaßnahmen, zu der auch die Ökonomisierung und Privatisierungen im Gesundheitswesen gerechnet werden können. Letztlich steht heute für die Geschäftsführung jedes Krankenhauses, sei es privatwirtschaftlich organisiert oder in öffentlicher Trägerschaft, die Erwartung einer effektiven, d. h. kostengünstigen Versorgung der Patienten im Fokus. Die einzelnen Krankenhäuser sind häufig im Rahmen eines Verbundes tätig und unterliegen dabei selbst den Vorgaben einer Hauptgeschäftsführung. Auf dieser Ebene werden die Benchmarks gesetzt, d. h. einzelne Häuser und Abteilungen werden aufgrund einer angenommenen Vergleichbarkeit bewertet. Die Hauptgeschäftsführung wiederum hat sich gegenüber den Aufsichtsräten und Gesellschaftern zu verantworten und darzulegen, wie die langfristige Sicherung der Strukturen vor dem Hintergrund finanzieller Einschränkungen erfolgreich gestaltet werden kann. Das auch im Vergleich zu anderen Verbundstrukturen erfolgreiche finanzielle Agieren ist dabei ein wesentlicher Bestandteil langfristigen Erfolgs und dient der Sicherung der betrieblichen Abläufe und der wirtschaftlichen Existenz. Die konsequenten Folgen sind Maßnahmen zur Erhöhung der Effektivität durch Zielvereinbarungen, Restrukturierung von Arbeitsabläufen und Arbeitsverdichtungen. Diese nachvollziehbaren „objektiven" Anforderungen führen in der Praxis gleichwohl zu Spannungen. Dabei ist ein gewisser Grundwiderspruch zwischen Ökonomie und Medizin kaum zu leugnen, zumal medizinisches Handeln nicht unmittelbar an wirtschaftlichen Interessen orientiert sein kann, wenn das Ziel einer optimalen ärztlichen Versorgung der Patienten im Vordergrund steht. Zugleich ist auch die Ärzteschaft ebenso wie das übrige Personal Teil des ökonomischen Systems Krankenhaus. Es stellt sich in der Praxis die Aufgabe, wirtschaftliches und medizinisches Handeln durch sinnvolle Maßnahmen zu „versöhnen". Die Auswüchse einer ökonomisch orientierten Sichtweise können mit dem Terminus „angebotsinduzierte Nachfrage" umschrieben werden und umfassen etwa Eingriffe, die im Verdacht stehen, vorgenommen zu werden, um bestimmte Vorgaben zu erreichen. Dabei werden immer wieder Eingriffe in der Kardiologie (Herzkatheteruntersuchungen) oder orthopädischen Chirurgie (Hüft- oder Kniegelenksoperationen) genannt, die in Deutschland im Vergleich zu anderen europäischen Ländern ungleich häufiger durchgeführt werden. Allerdings steht auch die Vielzahl der Unternehmen, die sich redlich um einen Ausgleich zwischen den medizinischen und ökonomischen Notwendigkeiten bemühen, vor der Aufgabe einer permanenten Verbesserung der Strukturen.

So können Zielvereinbarungen und Boni sinnvoll als Steuerungselemente eingesetzt werden, ohne ärztliche Unabhängigkeit und Rechte des Patienten zu beeinträchtigen. Dabei ist strikt darauf zu achten, dass Kennziffern auch durch den verantwortlichen leitenden Arzt steuerbar sind bzw. dazu beitragen, wirtschaftliches Handeln durch eine Optimierung von Arbeitsabläufen zu erreichen. Eine solche Strategie hat die Effektivität ärztlichen Handelns im Fokus, welche durch konkrete Projekte des Qualitäts- und Risikomanagements, wie z. B. ein Fehlermelde- und Fehlermanagementsystem, sowie durch Maßnahmen zur Steigerung der Mitarbeiter- und Patientenzufriedenheit und durch Fort- und Weiterbildungen gefördert werden kann. Diese Herangehensweise könnte synergetische Effekte erzeugen zwischen dem primären Interesse des Mediziners, das Beste für seine Patienten zu tun, und den Interessen der an wirtschaftlichen Kennzahlen orientierten Unternehmen. In diesem Sinne sollte die Orientierung an Leistungszielen transformiert werden in eine zunehmende Orientierung an Lernzielen (Hämel et al. 2013), die durch eine Steigerung der Qualität sowie der Mitarbeiter- und Patientenzufriedenheit eine höhere Effizienz erzielen und mittelfristig auf die Kongruenz von wirtschaftlichen Unternehmenszielen und den persönlichen Zielen der Ärzteschaft (und der übrigen Mitarbeiter) gerichtet sind.

Literatur

Bundesärztekammer (2013) (Muster)-Berufsordnung für die in Deutschland tätigen Ärztinnen und Ärzte. MBO-Ä 1997 in der Fassung der Beschlüsse des 114. Deutschen Ärztetages 2011 in Kiel. http://www.bundesaerztekammer. de/page.asp?his=1.100.1143 Gesehen am 02.11.2013

Hämel P, Klein K, Herrmann M (2013) Bonuszahlungen in Krankenhäusern. Lern- statt Leistungsziele definieren. Dtsch Arztebl 110(13):559–560

Literatur

Schlusswort

Hubertus K. Kursawe, Herbert Guggenberger

H. K. Kursawe, H. Guggenberger,
Neu im Klinikalltag – wie junge Mediziner den Einstieg besser meistern,
DOI 10.1007/978-3-642-44984-0_8, © Springer-Verlag Berlin Heidelberg 2013

Junge Mediziner stehen nach dem Abschluss eines umfangreichen und anspruchsvollen Studiums vor der Aufgabe, das erworbene Fachwissen im Krankenhausalltag umzusetzen. Sie finden sich zu Beginn ihrer beruflichen Tätigkeit unmittelbar auf der Ebene des mittleren Managements im komplexen System eines medizinischen Großbetriebs wieder. Schnell werden eigene Entscheidungen ebenso erwartet, wie die Einbindung in ein hierarchisch strukturiertes System. Kenntnisse in der Personalführung, im Konfliktmanagement sowie umfassende kommunikative Fähigkeiten im Umgang mit Fachkollegen, Patienten, Angehörigen und Mitarbeitern spielen dabei eine wichtige Rolle. Der eigene fachliche Anspruch und die Erwartungshaltung der Patienten sowie deren Angehörigen können vor allem in der Anfangszeit zu einer großen persönlichen Belastung führen. Auch die Positionierung gegenüber den Mitarbeitern des Pflegedienstes, die jungen Medizinern aufgrund ihrer Ausbildung mit Respekt begegnen und zugleich über einen erheblichen und zunächst deutlich erkennbaren Erfahrungsvorsprung verfügen, ist von großer Bedeutung. Die optimale Umsetzung des fachlichen Wissens setzt eine Reihe von Fähigkeiten der Personalführung und des Kommunikations- und Konfliktmanagements voraus, die im Studium praktisch nicht thematisiert wurden. Neben der fachlichen Qualifikation gilt es jetzt, die o. g. „weichen" Faktoren des Arztberufes zu erkennen und einen persönlichen Stil zu entwickeln, der eigene fachliche Ansprüche mit einer möglichst optimalen Umsetzung in einem komplexen System verbindet. Individuelle und fachliche Integrität sowie die Bereitschaft, sich als Teil eines Teams zu sehen, das sich gemeinsam um ein gutes Ergebnis bemüht, gilt es zu verbinden. Klarheit, offene Kommunikation und die Fähigkeit, auch eigenen Diagnosen und sicher geglaubten Erkenntnissen mit einer gewissen Skepsis zu begegnen und diese notfalls zu revidieren, erscheinen uns als wesentliche Elemente eines gelingenden individuellen Entwicklungsprozesses. Ziel des Prozesses ist die Ausbildung einer fachlichen und persönlichen Integrität, die auch den Aspekt einer gewissen „Demut" umfasst. Uns erscheint die Synthese von profundem fachlichen Wissen verbunden mit der Betrachtung des medizinischen Prozesses als einen komplexen Vorgang, in dem das Vergeben von Diagnosen als prinzipiell offener Erkenntnisprozess zu verstehen ist, als eine gute Voraussetzung für die Tätigkeit eines Arztes.

Printed in the United States
By Bookmasters